intendons®

Das Buch

„KörperMitGefühl – Die Kunst der inneren Berührung" ist der zweite Band der *intendons*-Buchreihe. Die Buchreihe präsentiert Übungen, um Sehnen, Bänder und Faszien gezielt zu aktivieren und dadurch besser mit Blut, Sauerstoff und Nährstoffen zu versorgen. Die Übungen beruhen auf einem einfach zu erlernenden Grundschema. Im Mittelpunkt des Buches steht die „Kunst der inneren Berührung". Dies ist die Fähigkeit, beliebige Körperstellen selbstwirksam zum Pulsieren zu bringen, um diese besser zu durchbluten, zu entspannen und zu regenerieren. Die Tür zum „KörperMitGefühl" öffnet sich besonders gut durch die Hilfestellung eines Übungspartners. Viele der Übungsvorschläge werden deshalb als Partnerübung vorgestellt. Sie können so auch im professionellen Rahmen eines Coachings oder einer Körpertherapie eingesetzt werden.

Das Buch beschäftigt sich nicht mit der Diagnose oder der Therapie gesundheitlicher Störungen. Es zeigt einen Weg, über die Aktivierung des Bindegewebes sich selbst, seinem Körper und seinen Gefühlen inspirierend zu begegnen – bis hin zur Verbindung mit meditativen und spirituellen Praktiken.

Der Autor

Harald Xander ist Autor, Verleger, Coach, Unternehmensberater, Referent und Trainer. 2011 veröffentlichte er das erste Buch zu *intendons*.

Harald Xander

KörperMitGefühl – Die Kunst der inneren Berührung

Impressum:

Die Deutsche Bibliothek verzeichnet diese Publikation in der Deutschen Nationalbibliographie; detaillierte bibliographische Daten sind im Internet über http://dnb.ddb.de abrufbar.

Wichtiger Hinweis:
Die Informationen in diesem Buch zielen weder auf eine Diagnose noch auf eine Behandlung oder Therapie von Krankheiten, Verletzungen oder Deformitäten. Sie sind kein Ersatz für den Gang zum Arzt, Therapeuten oder Heilpraktiker. Sie entbinden nicht von der Pflicht zu einem selbstverantwortlichen Umgang mit der eigenen Gesundheit und dem eigenen Wohlergehen. Alle Hinweise auf medizinische oder therapeutische Erkenntnisse in diesem Buch erfolgen unter dem Vorbehalt ihrer Vorläufigkeit und Zufälligkeit bezüglich ihrer Auswahl. Weder der Autor noch der Verlag können für eventuelle Schäden, die aus den im Buch vorgestellten Informationen resultieren, Haftung übernehmen.

1. Auflage 2013

Cover: Astrid Marion Grünling (www.mionar.de)

Layout und Satz: Alessandra Nobilia

Lektorat: Sigrid Jassenkoff, Daniela Dirlenbach, Claudia Bigus

Printed in Poland: Drukarnia JAKS Wydawnictwa Artystyczne

ISBN 978-3-943173-20-8

Elektronisch sind u.a. folgende Ausgaben erhältlich

e-Book (pdf): 21-5 // e-Book (epub): 22-2

kindle (mobi): 25-3

intendons®

Harald Xander

KörperMitGefühl

Die Kunst der inneren Berührung

intendons e.K.

Zum Verständnis und Gebrauch dieses Buches

Die Informationen in diesem Buch zielen ausdrücklich nicht auf eine Diagnose, Behandlung oder Therapie von Krankheiten, Verletzungen oder Deformitäten. Sie sind kein Ersatz für den Gang zum Arzt, Therapeuten oder Heilpraktiker. Hinweise in therapeutischer Richtung erfolgen sporadisch. Sie sind als Anregungen für die weitere Erprobung unserer Vorschläge zu verstehen. Weder der Autor noch der Verlag können für eventuelle Schäden, die aus den im Buch vorgestellten Informationen resultieren, Haftung übernehmen.

intendons ist eine Übungspraxis, mit der Sie Gutes für Ihr Bindegewebe (= Faszien) tun können. Die Hauptwirkung der Übungen besteht in der besseren Versorgung und Entspannung des Gewebes. Das zugrundeliegende Wirkprinzip ist nicht unsere Erfindung. „Die Natur ist unser Vorbild" (Prof. Dr. Gerd Schnack). Wir haben die Art und Weise, wie wir Bewegungen vorbereiten, etwas genauer unter die Lupe genommen. Für alle Vorschläge dieses Buches bildet unser persönliches Erleben den Ausgangspunkt. Wir haben daraus eine einfache Praxis zur Stärkung des Gewebes abgeleitet. Wir gehen davon aus, dass die dafür notwendige Wahrnehmungsfähigkeit von fast allen Menschen entwickelt werden kann. Entscheidend dafür ist, dass wir unsere Aufmerksamkeit entsprechend ausrichten. Für die chinesische Medizin gehört es zum Grundverständnis, dass „das Qi dem Geist folgt, und das Blut dem Qi folgt." Mit *intendons* können wir dieses Erfahrungswissen auf einfache Weise für uns verfügbar machen.

Die grundlegende Übung besteht darin, Sehnen- und Muskelaktivität, soweit dies möglich ist, voneinander zu trennen. Dies hat neben der besseren Sauerstoffversorgung des Gewebes noch viele weitere positive Auswirkungen.

Sie können die Übungen ähnlich wie eine Atemübung jederzeit und überall in Ihren Alltag einbauen. Sie benötigen keine spezielle Kleidung, Ausrüstung, Trainingsräume oder Geräte. Sie müssen sich nicht einmal bewegen. Die äußerlich sichtbare Bewegung ist vielmehr ein deutliches Zeichen dafür, dass Ihre Muskeln schon zu viel arbeiten.

Das vorliegende Buch beschreibt ausgewählte Übungen, mit denen Sie zielgenau das Gewebe im ganzen Körper zum Pulsieren bringen können. Wir beschreiben dies als eine selbstwirksame Massage und deren Verfeinerung als die «Kunst der inneren Berührung». Die Übungsvorschläge bereiten Freude, verbessern das Körpergefühl und bringen uns intensiv mit uns selbst in Verbindung. Wir schlagen vor, die Übungen zu Beginn zusammen mit einem Partner bzw. einer Partnerin auszuprobieren.

Wir freuen uns über viele Leser, die sich professionell mit der Gesunderhaltung des Körpers oder speziell des Bindegewebes beschäftigen. Wir sind davon überzeugt, dass die Ideen in diesem Buch einen Beitrag dazu leisten können, die Möglichkeiten, die unsere Faszien für uns bereithalten, weiter zu erkunden und zu erschließen. Wie bei allen unseren Veröffentlichungen geht es uns zunächst um die Weitergabe unserer persönlichen Erfahrungen. Wissenschaftliche Erklärungen und therapeutische Implikationen unserer Vorschläge streifen wir nur am Rande. Bei der Darstellung der physiologischen Hintergründe beschränken wir uns auf ein Minimum und bevorzugen dabei eine bildhafte Sprache.

Wir sind uns bewusst, dass das Buch die Erwartungen einer Fachleserschaft in vielerlei Hinsicht nicht erfüllt. Dies ist kein Buch über die Faszien bzw. das Bindegewebe. Es ist auch kein Buch darüber, wie Sehnen, Bänder und Bindegewebe fachgerecht massiert oder behandelt werden sollten. Es ist ein Buch darüber, wie wir unsere Faszien zu einem sehr präzisen Instrument der Selbstmassage und der Selbsterfahrung ausbilden können, und schließlich darüber, wie wir unserem «KörperMitGefühl» begegnen.

Wie schon beim ersten Band der *intendons*-Reihe „Sensationen in den Sehnen ... mit *intendons*" vollziehen wir auch hier einen Paradigmenwechsel. Unsere Aufmerksamkeit gilt der inneren und nicht der äußeren Bewegung. „KörperMitGefühl" verfeinert das Prinzip der inneren Bewegung sogar noch bis zur „Kunst der inneren Berührung".

Die Rollenverteilung der beteiligten Akteure ist deutlich anders, als wir es zum Beispiel aus dem therapeutischen Zusammenhang her gewohnt sind. In den Partnerübungen gibt es einen eher aktiven und einen eher passiven Part. Die aktive Partnerin befindet sich bei den meisten Übungen in einer liegenden Position. Sie wirkt nach außen eher passiv, ruhig und unbewegt. Sie ist aber diejenige, die die Übungen durchführt. Ihr gilt die ganze Aufmerksamkeit. Die passive Partnerin wirkt dagegen nach außen eher aktiv. Sie gibt Anweisungen, kommentiert und legt ihre Hände auf unterschiedliche Körperregionen.

Beide Partnerinnen geraten über eine wechselseitige Resonanz ihres Bindegewebes in einen sehr intensiven körperlichen Dialog. Ihre Zusammenarbeit gleicht dem Moment, an dem die Orchestermitglieder vor einem Konzert ihre Instrumente stimmen. Wir stimmen uns auf uns selbst ein, indem wir die Resonanz zu einem Gegenüber suchen. Das Resultat ist „KörperMitGefühl".

Am Beginn unserer Kurse zum „KörperMitGefühl" versprechen wir den Teilnehmerinnen, sie zu befähigen, eine beliebige Stelle im Bindegewebe zwischen Schultergürtel und Beckenboden so zu aktivieren, dass Sie selbst von innen – und bestenfalls auch Ihr Übungspartner von außen – die Aktivierung deutlich spüren können.

Dieses für unsere Kurse gültige Versprechen können wir leider nicht ohne Einschränkungen auf das vorliegende Buch ausdehnen. Das Buch ist kein Ersatz für die Praxis. Es kann im Rahmen des Möglichen zur Praxis anleiten. Ausgehend von wenigen Grundprinzipien präsentieren wir ein flexibles, variantenreiches, vielfältig verwendbares und dabei einfaches Repertoire an Übungsvorschlägen zur selbstwirksamen Aktivierung des Bindegewebes. Der Text ist so verfasst, dass die einzelnen Kapitel als Anleitung sowohl für die Partnerarbeit als auch für das Selbststudium verwendet werden können.

Um mit den Vorschlägen sinnvoll arbeiten zu können, sollten Sie über folgende Vorkenntnisse verfügen:

- Sie sollten das *intendons*-Prinzip verstanden haben und in der Lage sein, es körperlich soweit umzusetzen, dass Sie bei den Übungen aus „Sensationen in den Sehnen ... mit *intendons*" jeweils die Aktivierung Ihres Beckenbodens deutlich spüren können.
- Sie sollten eine Vorstellung davon haben, wie es sich anfühlt, mit kräftigen Bewegungen Brust zu schwimmen.

Wir begrüßen den Austausch mit allen, die den Nutzen unserer Vorschläge befördern möchten. Dieses Buch hätte ohne die vielen Anregungen von fachlicher Seite nicht in der jetzigen Form zustande kommen können. Wir danken allen Menschen, die dazu beigetragen haben.

Wir haben aus Gründen der Lesbarkeit auf eine geschlechtsneutrale Formulierung verzichtet. Wir verwenden stattdessen abwechselnd die weibliche und die männliche Form. Das Prinzip der Gleichbehandlung von Frauen und Männern soll davon unberührt bleiben. Es mögen sich immer Vertreter beider Geschlechter angesprochen fühlen. Wie bereits „Sensationen in den Sehnen … mit *intendons*" ist dieses Buch in der ersten Person Plural verfasst. Die Wir-Perspektive entspringt einem tiefen Gefühl der Verbundenheit mit allen Menschen, Zufällen und Fügungen, die aus einem geschenkten Gedanken eine energisch schwärmende Bewegung werden ließen.

1. Das Ei des Kolumbus

Im August 2011 erschien unter dem Titel „Sensationen in den Sehnen ... mit *intendons*" der erste Band der *intendons*-Buchreihe. Der Ausgangsimpuls für das Buch und für das damit verbundene Projekt einer „Sehnensuchbewegung" lag in der spontanen Erkenntnis, dass sich die Tür zu unseren Sehnen, Bändern und Faszien auf eine sehr einfache und natürliche Weise öffnen lässt. Wir benötigen dafür keine ausgefeilten Konzepte oder Programme. Alltägliche Bewegungen sind die beste Ausgangsbasis, um das Blut gezielt in einzelnen Körperregionen oder im ganzen Körper anregend pulsieren zu lassen. Den Schlüssel dazu finden wir in der Phase, die der eigentlichen Bewegung vorausgeht. Es geht um eine maximale Aktivierung der Sehnen bei minimaler Aktivierung der Muskeln.

Das Ziel und gleichzeitig der Nutzen der *intendons*-Übungen bestehen darin, sauerstoff- und nährstoffreiches Blut zum Bindegewebe zu befördern. Gleichzeitig gilt es zu verhindern, dass dieses Blut von den Muskeln verbraucht wird.

Das klingt komplizierter als es ist. Wir müssen lediglich unsere Aufmerksamkeit auf das lenken, was der Körper ohnehin schon tut. „Die Kunst der inneren Bewegung" ist die Kunst des Weglassens der äußeren Bewegung. Sie folgt einigen wenigen Leitsätzen:

- Unsere Faszien unterstützen als Gesamtheit bestmöglich jede beliebige Bewegung. Umgekehrt mobilisiert eine beliebige Bewegungsabsicht das gesamte Bindegewebe.
- Die Aktivierung der Faszien ist besonders deutlich spürbar, wenn wir dafür ein gut im Körpergedächtnis gespeichertes Bewegungs-

muster benutzen und die Bewegung mit starker Motivation, etwa mit der Absicht zu Flucht oder Angriff, anstoßen. Besonders geeignet sind Drehungen und Spiralbewegungen.

- Der Muskeltonus sinkt mit der Zahl der Wiederholungen der Aktivierung.
- Die Wahl geeigneter Haltepunkte und der der Bewegung entgegengebrachte Widerstand verbessern die Wahrnehmung für An- und Entspannung und das Erlernen des Grundprinzips.
- Bei der Zusammenarbeit mit einem Partner stimmen sich die Partner so aufeinander ein, dass beide auch sich selbst besser spüren können.
- Jegliche Aktivierung verändert die Spannung in der Körpermitte, im Bauch, Unterbauch und im Beckenboden.

Diese Leitsätze sind auf den ersten Blick weder besonders neu noch besonders originell. Es war für uns deshalb sehr überraschend, dass wir mit unseren Vorschlägen selbst ausgewiesene Spezialisten, vom Arzt bis zum Spitzensportler, körperlich zu einer offensichtlich für sie neuen Erfahrung führen konnten. Die vorbereitende, innere Bewegung der Faszien ist wahrscheinlich zu alltäglich, um dahinter ein weiteres Entwicklungspotential oder gar einen „Sehnenschatz" zu vermuten.

Das Feld für theoretische Erklärungen unserer Erfahrungen ist weit offen. Es geht uns in Diskussionen mit Fachpublikum ein wenig wie Kolumbus, der sich zwar bestätigt findet, einen neuen Kontinent entdeckt zu haben, der jedoch zugeben muss, selbst nicht zu wissen, wo dieses Land in Wirklichkeit liegt. Unser reger Austausch mit Therapeuten und Wissenschaftlern konnte zumindest die nagenden Selbstzweifel und Befürchtungen ausräumen, dass wir mit *intendons* nur neuen Wein in alte Schläuche gießen.

Es ist wünschenswert, Erfahrungen schlüssig erklären und begründen zu können. Die schlüssige Erklärung ist andererseits nicht notwendig, um eine Erfahrung zu machen. Wir wollen es meist gar nicht wissen, warum uns etwas schmeckt oder nicht schmeckt, weshalb wir jemanden lieben oder hassen und wieso uns eine Sache großen Spaß bereitet. Wir geben uns einfach der Erfahrung hin. Wir suchen meist erst nach einer Erklärung, wenn wir einen Mangel empfinden und etwas zu verbessern wünschen. Wo die persönliche Erfahrung fehlt, fällt das Urteil immer anders aus als dort, wo uns diese zur Verfügung steht. So oder so geht die Praxis der Theorie voraus.

Wir möchten „die Kunst der inneren Berührung" möglichst vielen Menschen möglichst einfach zugänglich machen. Entgegen unserer ursprünglichen Hoffnung können Bücher, Internetseiten, Videos oder Audios die praktische Anleitung mit direktem Augen- oder Körperkontakt nur in Einzelfällen ersetzen.

Besucher unserer Webseiten und Käufer des ersten Buches fragten etwa häufig, ob *intendons* eher als mentales Training oder eher als eine Art isometrische Übung zu verstehen sei. Die Antwort findet man am besten selbst heraus: *intendons* teilt einige Aspekte mit dem mentalen Training oder der Meditation. *intendons* hat auch eine Schnittmenge mit isometrischen Übungen.

Das kleine Fach, in das *intendons* am besten passt, liegt nach unserem Dafürhalten genau zwischen diesen beiden großen Schubladen. Die Übungen zielen auf eine möglichst weitgehende Aktivierung der Sehnen und Faszien – die beim mentalen Training eher zufällig eintritt – bei gleichzeitig immer weitergehender Entspannung der Muskeln. Beim isometrischen Training spielt die Bewegung vor der Bewegung keine Rolle. Hier geht es nur darum, die äußere Bewegung zu blockieren.

Wahrscheinlich wird das eigentliche Anliegen der Fragenden mit diesen Antworten nicht wirklich berührt. Die Frage hinter den Fragen lautet wohl eher:

- Mache ich es richtig?

Die Antwort auf diese Frage finden wir ebenfalls nur in der Praxis. Im gemeinsamen Üben mit einem Partner, wie wir es vorschlagen, wird das Übungsprinzip erfahrungsgemäß schnell und nachhaltig erlernt.

Da sich die *intendons*-Übungspraxis am besten und einfachsten im persönlichen Kontakt vermittelt, wiegt jede Gelegenheit zu einer persönlichen Zusammenarbeit, bei der der Funken körperlich überspringen kann, mehr als jede andere Form der Informationsweitergabe. Das will natürlich nicht so richtig in unsere Zeit passen, in der sich Informationen in Windeseile per Internet um den Globus ausbreiten und in der sich in virtuellen Netzwerken auf Knopfdruck beliebig viele Kontakte knüpfen und wieder lösen lassen.

Das gemeinsame Erlernen der Faszienaktivierung führt zu spannenden und bereichernden Begegnungen. Es knüpft menschliche Verbindungen. Es führt uns eine soziale Dimension des Bindegewebes vor Augen. Die Faszien sorgen nicht nur für die richtige Gestimmtheit unseres Körpers, sondern stimmen auch Menschen bestens aufeinander ein. Die zwischenmenschliche Dimension des Bindegewebes geht über die physiologische Bedeutung der Faszien weit hinaus.

Der Wunsch nach einer eindeutigen begrifflichen Klärung und Eingrenzung ist für die Praxis nicht immer förderlich.

Wenn wir uns zum Beispiel zu sehr von der Unterscheidung von Muskel- und Sehnenaktivität leiten lassen, lenkt das eher davon ab, zu spüren, was der Körper tatsächlich tut. Unser Bild, was Muskeln und Sehnen sind, ist meist durch anatomische Konzepte geprägt, in denen das Bindegewebe noch gar keine Rolle spielte. Es geht zu Beginn um nichts anderes als um die Erfahrung, dass es in der Vorbereitung einer Bewegung eine deutlich zu erkennende Phase mit einer vorbereitenden Spannung gibt. Diese lässt sich mit etwas Übung quer durch den ganzen Körper verstärken, ohne dass die Bewegung tatsächlich einsetzt.

2. Mit dem Resultat beginnen

- Was bedeutet „KörperMitGefühl"?
- Worin besteht die „Kunst der inneren Berührung"?

Wir empfehlen Ihnen zur Erlernung der gezielten, selbstwirksamen Aktivierung des Bindegewebes die Zusammenarbeit mit einem Partner. Der genaue Ablauf und die technischen Aspekte spielen weniger eine Rolle als die Qualität des körperlichen Zusammenspiels. Ein Bild dafür liefert das Tanzen. Beim „KörperMitGefühl" geht nicht um eine bestimmte Schrittfolge. Es geht nicht um die korrekte Haltung oder die penible Einhaltung des Rhythmus. Es geht um den Kern des Tanzes: die Art der Verbindung zwischen den Tanzenden. Es geht um das, was die Bewegungen von zwei Menschen zu einem Tanz mcht. Dieser Tanz entsteht unabhängig davon, ob er in irgendein Tanzschema passt.

Aus einer guten Verbindung der Tanzenden heraus, lässt sich fast jede Form des Tanzes meistern. Ohne Verbundenheit gelingt dies selten. „KörperMitGefühl" resultiert vor allem aber aus der Verbundenheit mit sich selbst.

Halten Sie sich nicht allzu sehr an anatomischen Begrifflichkeiten fest. Wir benutzen die Begriffe „Faszie" und „Bindegewebe" konsequent synonym und ohne exakte anatomische Definition. Für den Übungserfolg ist es eher zweitrangig, welche Gewebe wir genau ansprechen. Viel entscheidender ist es, die unterschiedlichen Qualitäten der Spannung, Entspannung, Tiefe und Ausdehnung wahrzunehmen. Aus der Wahrnehmung dieser Qualitäten entsteht ein Gefühl dafür, dass es etwas gibt, was uns „im Innersten zusammenhält". Dieses Einheitsgefühl ist sehr gut mit einer möglichen Definition von Bindegewebe vereinbar (Beuckels 2012, S. 398):

- „Das Bindegewebe ist das modellierende Organ, das aus dem Körper eine plastische Matrix macht."

Die Übungspraxis weckt und verfeinert auch unser Empfinden dafür, wie unser Körper unsere gesamte Kraft in einer Bewegung zu bündeln oder auf einen Punkt zu konzentrieren vermag. Was immer uns zusammenhält – es vereint maximale Stabilität mit maximaler Flexibilität (Beuckels 2012, S. 400):

- „Wir mögen uns dieses Etwas als ein „**lebendiges Matrixkontinuum** vorstellen, welches das Bindegewebe und Zytoskelett der Zellen im gesamten Körper und allen großen Systemen umfasst" (Beuckels 2012, S. 400). Das „Zytoskelett" ist seinerseits als ein Sammelbegriff zu verstehen. Es beschreibt die Gesamtheit dessen, was die Zelle zusammenhält und für deren Stabilität und Flexibilität sorgt. Die extrazelluläre Matrix reagiert auf die Vorspannung der zellulären Matrix."

Um die körperliche Qualität der inneren Bewegung zu vermitteln, beginnen wir eine individuelle Übungseinheit oder einen Übungskurs meist mit dem Resultat. Dies bedeutet, dass wir eine Übung auswählen, bei der die beabsichtigte Wirkung möglichst schnell und deutlich zutage tritt. Die Übung ist vergleichbar mit dem Moment, in dem die erste Geige dem Orchester einen Ton zum gemeinsamen Abstimmen vorgibt.

- Wir stellen uns dem Partner gegenüber und legen unsere Hände locker und entspannt auf seine Schultern. Wir achten darauf, dass diese möglichst entspannt sind. Nun bauen wir eine minimale Spannung aus unserem Bindegewebe auf, etwa so als wollten wir im nächsten Moment, unser Gegenüber sanft Richtung Boden drücken.

- Der Impuls zu dieser Bewegung setzt ausdrücklich nicht in den Muskeln des Schultergürtels, sondern in den Faszien des unteren Bauchraums an. Danach geben wir einen Impuls zur Gegenbewegung. Also etwa so, als wollten wir im nächsten Augenblick unser Gegenüber mit unseren Handflächen in die Luft heben. Die Handflächen bleiben dabei auf den Schultern des Partners liegen, als seien sie dort angeklebt. Dann wechseln wir zwischen dem Hinunterdrücken und den dem Ziehen nach oben. Die Sensoren des Bindegewebes sprechen besonders gut auf Zug- und Druckimpulse an.
- Achten Sie darauf, dass Ihr Gegenüber den Impulsen möglichst nur mit einer inneren Bewegung folgt, so wie Sie auch selbst nur eine innere Bewegung ausführen. Lassen Sie Ihre innere Bewegung möglichst groß und deutlich werden. Bitten Sie Ihr Gegenüber, die Schultern locker zu lassen und seine Aufmerksamkeit auf den Unterbauch zu richten. Schauen Sie sich in die Augen. Wechseln Sie die Bewegungsrichtung und die Impulse unabhängig vom Atemrhythmus des Gegenübers. Ziehen und drücken Sie innerlich auch in andere Richtungen!
- Arbeiten Sie mit der Absicht, im nächsten Moment beide Schultern des Partners fest zusammenzudrücken oder auseinanderzuziehen.

Die gemeinsame Reise hat begonnen. Sehr interessant für die Übung ist die Arbeit mit Impulsen in unterschiedliche Richtungen.

- Ziehen Sie eine Schulter in die eine und drücken Sie gleichzeitig die andere Schulter in die entgegengesetzte Richtung. Beginnen Sie zu spielen und innerlich zu tanzen.

Je spielerischer Sie bleiben, desto schneller kann sich das Gefühl eines Tanzens einstellen. Manche Partner reagieren mit großem Erstaunen über dieses Tanzerlebnis ohne äußere Bewegung. Die gemeinsame innere Bewegung befördert ähnlich wie das Tanzen auch das emotionale Erleben. Wenn wir mit dem Bindegewebe arbeiten, kommen wir nicht nur intensiver in Kontakt mit den Landschaften unseres Körpers, sondern auch mit den Landschaften unserer Seele bzw. unserer Emotionen: „Unsere Gefühle bilden Ketten und Landschaften." (Baer et. al. 2011, S. 136ff.).

Mit diesen Einstiegsübungen sind gleichzeitig auch der Weg und das Ziel für die „Kunst der inneren Berührung" angedeutet. In welchem Rahmen und Zusammenhang, mit welchen Zielen und verbunden mit welchen Erwartungen Sie unsere weiteren Anregungen aufgreifen, liegt in Ihrer eigenen Verantwortung. Wie für andere Werkzeuge oder Instrumente gilt auch für *intendons*:

- Je feiner das Werkzeug oder Instrument, desto feiner sollte die Hand sein, die es führt.
- Ein gutes Werkzeug macht noch keinen guten Handwerker, ein gutes Instrument noch keinen Musiker.
- Gute Handwerker und Musiker wissen gute Werkzeuge und Instrumente zu schätzen und einzusetzen.

Die obige Partnerübung wird Ihnen immer besser gelingen, je feiner Sie als ihr eigener „erster Geiger" Ihr Faszieninstrument beherrschen. Dazu gehört auch Ihre emotionale Feinheit und Durchlässigkeit. Wenn Sie zum Beispiel bestimmte Erwartungen gegenüber Ihrem Übungspartner hegen, sich mit Vorannahmen und Vermutungen beschäftigen, wird dies Ihre emotionale Feinheit einschränken und Ihre Möglichkeiten, in spielerische Resonanz zu gehen, begrenzen. Ehrgeiz oder Fixierung auf ein bestimmtes Ziel blockieren den Fluss. Es führt zu nichts, die Ursache für Unstimmigkeiten beim Gegenüber zu suchen.

„Die Kunst der inneren Berührung“ ist eine Variante der *intendons*-Übungspraxis oder der „Kunst der inneren Bewegung“. Die Zusammenarbeit mit einem Partner ist dabei die Ausnahme. Sie soll Ihnen ermöglichen, das Ziel, jederzeit und überall Ihren Körper an beliebigen Stellen zu aktivieren, schneller und effektiver zu erreichen. Die Übungspartner sollten im Vorfeld den Rahmen für die Zusammenarbeit und den Auftrag dahinter klären. Für die äußere Berührung ist kein Hautkontakt notwendig.

Sie können den Weg zu einem selbstwirksamen Bindegewebe auch allein gehen. Sie müssen sich auch nicht an die vorgeschlagene Reihenfolge halten. Wenn Sie allein arbeiten, beginnen Sie zum Beispiel direkt mit dem „Zweipinselyoga“. Danach wecken, kultivieren und genießen Sie die „Schlangenkraft“. Dagegen gehen wir mit kleineren Schritten voran und erst einmal zurück auf Los.

3. Zurück auf Los

Wenn Sie das *intendons*-Prinzip bis hin zu einer „Kunst der inneren Berührung" verfeinern möchten, sollten Sie die für die Übungen typischen fünf Phasen entspannt im Bett liegend und „wie im Schlaf" durchlaufen können (Xander 2011, S. 32f.):

- „Phase 1: Die Bewegung findet ausschließlich in der Vorstellung statt. Sie können beobachten, wie die Aufmerksamkeit zu einzelnen Körperbereichen wandert, die an der Bewegung beteiligt sind.
- Phase 2: Die Bewegung findet mit Muskeleinsatz statt. Sie führen die Bewegung „ganz normal" aus. Sehnen- und Muskelaktivität sind fast nicht unterscheidbar. Wenn es sich um eine Bewegung gegen einen Widerstand handelt, können Sie die Anspannung der Muskeln deutlicher wahrnehmen.
- Phase 3: Sie bringen Ihre Bewegungsabsicht auf ein Maximum. Dazu müssen Sie sich eventuell vorstellen, dass Sie in Gefahr sind, oder eine sehr große Kraftanstrengung vor Ihnen liegt. Sie setzen Ihre Bewegungsabsicht allerdings dann nur bis zu dem Punkt um, an dem Sie die Sehnen schon aktivieren, die Muskeln aber noch möglichst entspannt halten können. Sie spüren eine innere Bewegung bzw. die Änderung des Spannungszustands im Körper, während von außen keine Bewegung wahrnehmbar ist. In dieser Phase ist die Rückmeldung durch einen Partner, der Ihrer beabsichtigten Bewegung an geeigneter Stelle Widerstand entgegenbringt, besonders hilfreich.
- Phase 4: Sie wiederholen Phase 3 so lange, bis die Grenze zur deutlichen Anspannung der Muskeln immer genauer angesteuert werden kann. Je öfter Sie die Übung wiederholen, desto entspannter bleiben die Muskeln und desto stärker kann sich die

Kraft im ganzen Körper aufbauen. Sie bleiben mit der vorbereitenden Spannung des Bindegewebes einige Momente an dieser Grenze zur deutlichen Muskelanspannung, bevor Sie sich wieder entspannen. Achten Sie darauf, dass Sie den ganzen Körper komplett entspannen, bevor Sie erneut in die Anspannung gehen. Ihre Schultern, und damit das Zwerchfell, sollten sinken und die Kiefermuskulatur so locker sein, dass der Unterkiefer entspannt sinkt.

- Phase 5: Finden Sie einen Rhythmus für die Wiederholung von Anspannung und Entspannung. Wiederholen Sie die Übung mindestens so lange, bis Sie an einer Stelle im Körper eine Aktivierung spüren, die von der Region der Bewegung entfernt liegt. Das kann zum Beispiel der Kiefer, das Fußgewölbe oder der Beckenboden sein. Die Wirkung der wiederholten Übung macht sich durch Wärme oder Kribbeln in den aktivierten Körperregionen bemerkbar. Es gelingt Ihnen immer besser, die Faszien spielerisch anzusprechen. Der Wechsel von An- und Entspannung folgt zunächst am ehestem dem Atemrhythmus, danach dem Herzrhythmus oder liegt irgendwo dazwischen. Wenn er sich wie eine geschmeidige Welle anfühlt, sind Sie auf dem richtigen Weg. Sie können die Intensität der Welle verstärken, indem Sie in der Absicht zusätzlich auch noch zwischen jeweils entgegengesetzten Bewegungsrichtungen wechseln."

4. Wiederholung ist der Schlüssel

Als Einstieg in die Partnerarbeit haben wir im ersten Band eine *intendons*-Variante des „Armdrückens" vorgeschlagen. Wir erweitern diese Übung hier um einige spielerische Varianten. Diese haben sich in den Kursen darin bewährt, den Partnern mehr Vertrauen in das eigene Spüren und Freude am gemeinsamen Entdecken zu schenken. Sie helfen auch, die Aktivierung immer feiner zu dosieren. Außerdem bringt die spielerische Vorübung beide Partner sehr schnell in den Modus des gemeinsamen Erkundens. Die Partner teilen ein Gefühl von Rhythmus oder Resonanz. Damit ist der Boden für die weitere Zusammenarbeit bereitet. Achten Sie besonders darauf, in den Pausen zwischen den Wiederholungen die Muskeln maximal zu entspannen.

Die Aufgaben beim *intendons*-Armdrücken sind anders verteilt als beim gewöhnlichen Armdrücken, das wir aus süddeutschen Bierzelten kennen. Es ist kein Wettkampf der Kraft, sondern ein Wettbewerb der Feinfühligkeit. Ziel ist es, so sanft den Arm anzuziehen, dass das Gegenüber die Aktivierung möglichst spät bemerkt. Umgekehrt versucht der Partner jede Anspannung möglichst früh zu erkennen und verbal oder durch ein Zeichen zurückzumelden.

- Erstellen Sie während des Armdrückens für sich und für Ihr Gegenüber eine Landkarte der Durchlässigkeit: Wie weit können Sie der Aktivierung bei sich und Ihrem Partner auf dem Weg von der Handfläche bis zur am entferntest gelegenen aktivierten Region, dem gegenüberliegenden Fußgewölbe, folgen?

In der Praxis verschwimmt die ursprüngliche Rollenverteilung relativ schnell. Die Partner stellen nach einigen

Durchläufen fest, dass Aktion und Reaktion immer weniger voneinander zu unterscheiden sind. Fast genau im selben Moment, in dem ein Partner mit der Aktivierung beginnt, baut sein Gegenüber Spannung auf. Entsprechend entspannen sich beide Partner fast gleichzeitig. Der gemeinsame Rhythmus kann immer leichter aufrechterhalten werden. Selbst dann, wenn die beiden Partner während des Armdrückens eine Unterhaltung beginnen, fließen die Impulse weiter hin und her. Die Aktivierung umfasst nach und nach den ganzen Körper.

- Achten Sie darauf, ob sich Arme, Schultern und Schultergürtel locker anfühlen. Gehen Sie immer wieder in die tiefe Entspannung. Gehen Sie nicht zur Muskelanspannung.

Die beiden häufigsten Rückfragen in den Kursen zum „Armdrücken" lauten: „Wie kann ich denn spüren, ob ich nicht doch meine Muskeln anspanne?" und „Irgendwie spanne ich aber doch immer auch die Muskeln an, oder ...?" Eine physiologische schlüssige Antwort auf diese beiden Fragen ist schwierig.

In „Sensationen in den Sehnen ... mit *intendons*" haben wir Sehnen, Bänder und Faszien entsprechend dem Alltagsverständnis noch als getrennte Einheiten behandelt. Hier möchten wir die Ganzheitlichkeit unserer Erfahrungen in den Vordergrund stellen. Diese lassen uns das Bindegewebe eher als ein Kontinuum wahrnehmen. Wir haben im ersten Band, um dem Gefühl der Ganzheitlichkeit Ausdruck zu verleihen, das Bild eines „Sehnenschwarms" verwendet. In diesem Buch wollen wir stattdessen den Begriff des „Faszienschwarms" verwenden.

Der Faszienschwarm, der für jede unserer Bewegungen die optimale Aktivierung bzw. ein optimales Verhältnis von Halt und Flexibilität bereitstellt, schließt nach unserem Gefühl auch teilweise die Muskeln mit ein. Wir haben den Eindruck, dass die Aktivierung quasi durch die Muskeln hindurchgeht, während wir diese locker halten. Tatsächlich sind unsere Muskeln nicht nur von Bindegewebe umhüllt, sondern werden wattebauschartig von feinen Bindegewebsfasern durchzogen.

Für die Durchführung der Übungen ist es nicht wirklich wichtig, welche Strukturen wie genau aktiviert werden. Achten Sie vielmehr darauf, ob Sie bei den Übungen einzelne Aktivierungszustände voneinander unterscheiden können. Dies betrifft zum Beispiel Qualität, Tiefe oder Ausbreitung der Spannung. Wenn die innere Bewegung groß und die äußere Bewegung klein ist, liegen Sie richtig.

Der Schlüssel zur Körperwahrnehmung liegt darin, sich auf sie einzulassen. Das benötigt Zeit und Geduld. Verabschieden Sie sich von sportlichem Ehrgeiz. Die Häufigkeit des Übens macht aber auch hier einen Unterschied.

Beim Armdrücken können wir die Erfahrung machen, dass es zuweilen leichter fällt, die Spannungen beim Gegenüber als bei uns selbst wahrzunehmen. Meist gelingt es sogar relativ schnell, dem Partner eine genaue Rückmeldung darüber zu geben, wo sich dessen Körper nicht durchlässig anfühlt.

Die auf den Partner gerichtete Aufmerksamkeit gleicht einem „Lauschen". Sie lauschen gleichzeitig in Ihren Körper und in den Körper Ihres Partners hinein. Beide Körper teilen einen gemeinsamen Hörraum. Die Anspannung lässt bei beiden schrittweise nach. Ihr Atem vertieft sich. Sie können die Reaktion auf die Aktivierungen Ihres Partners bei sich selbst immer tiefer fühlen.

- Bewahren Sie sich während des Armdrückens die Heiterkeit und die spielerische Grundhaltung. Spüren Sie den Spannungsmustern so nach, als würden Sie gemeinsam Pilze finden oder sich gegenseitig das Fell nach Flöhen absuchen.

Wir haben das Armdrücken in „Sensationen in den Sehnen ... mit *intendons*“ ausführlich beschrieben (Xander 2011, S. 81ff.). In einer Variante, die sich sehr gut in der Praxis bewährt hat, stellen die Partner den Kontakt über eine Flasche, ein großes Glas oder einen anderen zylindrischen Gegenstand her. Für viele Menschen ist diese Variante angenehmer, da sie ohne direkten Körperkontakt auskommt. Die Übung hilft, Berührungsängste abzubauen. Wir nennen sie deshalb auch „Flaschendrehen“.

- Beide Partnerinnen sitzen einander so gegenüber, dass sich ihre Knie fast berühren. Eine der Partnerinnen hält eine Flasche oder eine großes Glas zwischen den beiden Handflächen. Ihre Ellbogen und Schultern sind entspannt. Eventuell ist es sinnvoll die Unterarme auf den Oberschenkeln abzulegen.
- Die Grundbewegung besteht darin, die Flasche wie eine Walze abwechselnd zum und vom Körper weg zu drehen. Die Bewegung sollte dabei von der Körpermitte ausgehen. Die Handgelenke, Ellbogen und Schultern bleiben locker.
- Die gegenübersitzende Partnerin umgreift die Flasche in der Mitte mit Daumen und Zeigefinger, so dass sie mit ihrem Griff der Drehbewegung Widerstand entgegensetzen kann. Auch dieser Wiederstand sollte weniger von der Festigkeit des Griffs gesteuert, als vielmehr vom ganzen Arm bzw. vom ganzen Körper erzeugt wer-

den. Ellbogen und Hände bleiben möglichst locker. Stützen Sie zur Erleichterung die greifende Hand mit der freien Hand von unten ab.

Der Ablauf der Übung folgt im Prinzip dem Ablauf des Armdrückens.

- Während die erste Partnerin versucht, die Walzenbewegung der Flasche möglichst langsam anzustoßen, gibt die zweite Partnerin Rückmeldung, wann sie den Impuls spüren kann.
- Wie durchgehend können Sie die Aktivierung spüren? An welcher Stelle blockieren die Muskeln die Durchlässigkeit?
- Achten Sie darauf, in den Aktivierungspausen den Körper möglichst tief zu entspannen. Mit der Anzahl der Wiederholungen sollte sich die Entspannung weiter vertiefen und im Körper ausbreiten.
- Finden Sie einen gemeinsamen Rhythmus von Aktivierung und Entspannung, den Sie beide als angenehm empfinden. Lassen Sie den Unterkiefer möglichst locker sinken. Schauen Sie Ihrer Partnerin während der Übungen in die Augen. Der Dialog auf körperlicher Ebene verselbständigt sich. Sie können sich sogar mit Ihrer Partnerin unterhalten, ohne dass der Wechsel von Aktivierung und Entspannung beeinträchtigt wird.
- Wechseln Sie die Rollen. Die Widerstand gebende Partnerin kann die Aktivierung fast noch deutlicher spüren als die Partnerin, die die innere Bewegung anstößt.

Die Übungsvariante kann in ganz verschiedenen Körperhaltungen durchgeführt werden. Jede Veränderung der Ausgangsposition führt zu einem neuen Aktivierungsmuster. Experimentieren Sie spielerisch mit verschiedenen Körperhaltungen. Finden Sie heraus, ob es eine Position gibt, bei der Ihre Partnerin eine besonders interessante Erfahrung macht. Achten Sie darauf, die Schultern und den Unterkiefer stets locker zu lassen.

- Halten Sie die Flasche über dem Kopf. Im Sitzen und im Stehen.
- Halten Sie die Flasche hinter Ihrem Rücken. Im Sitzen und im Stehen.
- Halten Sie die Flasche auf der Seite. Im Sitzen und im Stehen.
- Halten Sie die Flasche vor Ihren Schienbeinen bzw. Füßen. Im Sitzen und im Stehen.

Hinweis: Nur die Partnerin, die die Flasche hält, verändert die Körperhaltung. Die Partner, die für den Widerstand sorgt, sucht sich dafür jeweils eine Position, in der sie ihre Aufgabe möglichst entspannt wahrnehmen kann. Wechseln Sie auch hier die Rollen. Achten Sie auf Wärme oder Kribbeln in den aktivierten Körperregionen. Nehmen Sie sich nach jedem Übungsabschnitt Zeit, um sich über Ihre Erfahrungen auszutauschen.

Praktizierende des Tai-Chi oder der Kampfkünste werden in der Armdrückübung eine Variante der so genannten „Push-Hands" bzw. „Tui Shou" erkennen. In diesen Übungsformen geht es vordergründig darum, einen Partner zu besiegen, indem er aus dem Gleichgewicht gebracht wird. Tatsächlich ist die Praxis eine Schule des Auf-den-Körper- und des In-den-Körper-Hineinhörens. Das innere Lauschen wird auch als „Ting" bezeichnet (vgl. Lehrhaupt 2002, S. 99ff.).

Das Bewusstsein für die große Bedeutung des Zuhörens für uns Menschen und unsere (Selbst-)Heilung ist auch in westlichen Traditionen immer schon vorhanden. Das Auflegen der Hände ist ein „Zuhören durch Berührung" und eine Form der „Kunst des Mitfühlens" (vgl. Lown 2004, S. 23ff.). Im Mutterleib ist Embryo ganz besonders über den Gehörsinn mit der Mutter emotional verbunden (vgl. Schnack 2012, S. 120ff.).

5. Vom Tisch aufstehen

Eine weitere Übung aus „Sensationen in den Sehnen ... mit *intendons*", die sehr gut mit einer Partnerin durchgeführt werden kann, ist das „Vom Tisch aufstehen" (Xander 2011, S. 66ff.). Die Partnervariante führt Sie von einer eher allgemeinen zu einer gezielten Aktivierung des Gewebes.

- Der eine Partner sitzt an einem Tisch und umgreift die Tischkante mit den Daumen nach unten. Er öffnet den Körper durch eine kleine Drehung ein Stück zu der Seite hin, nach der er gegebenenfalls vom Tisch aufstehen würde.
- Die Übungspartnerin, steht auf der „geöffneten" Seite hinter oder seitlich neben dem Übenden. Sie hält dessen Schulter fest. Sie setzt so der Aufstehabsicht fein dosierten Widerstand entgegen.
- Wie beim Armdrücken oder beim Flaschendrehen initiiert der sitzende Partner nun die für das Aufstehen notwendige Spannung in den Faszien. Wie bei allen *intendons*-Übungen ist es sinnvoll, zunächst etwas stärker oder schwächer zu aktivieren, um sich nach und nach auf ein geschmeidiges Maß einzupendeln.
- Entspannen Sie sich in den Aktivierungspausen so tief wie möglich.
- Das Ziel der Übung ist erreicht, wenn die bei Beteiligten die Aktivierung durch den Körper des Übenden wahrnehmen können. Möglicherweise ist auch zu spüren, dass die Aktivierung in einer Spirale um die Wirbelsäule, um das Bein und schließlich auch in einer Spirale durch das Fußgewölbe verläuft.
- Wiederholen Sie die Übung auch nach der anderen Seite. Probieren Sie weitere Richtungen aus.
- Tauschen Sie die Rollen. Geben Sie sich wechselseitig Rückmeldung über Ihre Erfahrungen.

6. Gemeinsam intelligenter faul

Fast alle Übungen, die wir zur Beförderung des „KörperMitGefühls" vorschlagen, sind Partnerübungen. Die beiden Partnerinnen gleichen dabei den Zinken einer Stimmgabel, die gemeinsam schwingen. „KörperMitGefühl" ist das Resultat einer körperlichen und einer emotionalen Resonanz.

Dabei gibt es, wie bereits deutlich geworden ist, zunächst eine klare Rollenverteilung: Die Übende übt die Faszienaktivierung, während ihre Übungspartnerin den äußeren Bewegungen Widerstand entgegensetzt und so Rückmeldung über den Grad der Aktivierung gibt. Um dies erfolgreich tun zu können, sollte die Übungspartnerin selbst schon über etwas Erfahrung mit gezielten inneren Bewegungen verfügen. Die Übungen optimal zu unterstützen, erfordert Offenheit und Durchlässigkeit. Darüber hinaus birgt die Rolle der Übungspartnerin einige Fallstricke, die wir hier nur andeuten können. Diese hängen vor allem mit den Vorerwartungen und Motiven der Übungspartnerin zusammen.

Unsere Übungsbeschreibungen richten sich vor allem an die Übenden. Obwohl diese bei den meisten Übungen liegen und sich äußerlich sichtbar nicht bewegen, ist ihre Rolle sehr aktiv. Die Übende ist wie eine Gastgeberin, die ihre Übungspartnerin zu sich einlädt und sie gleichzeitig darum bittet, ihr bei der Vorbereitung des gemeinsamen Mahls in der Küche zu helfen. Die Gastgeberin weiß in der Regel, wo die Zutaten gelagert und die benötigten Töpfe und Pfannen zu finden sind. Die Übungspartnerin sollte sich so verhalten, wie sie selbst es sich von mitarbeitenden Gästen in ihrer eigenen Küche wünschen würde.

Die Rollenverteilung für die Übungen ist also anders als wir sie aus dem therapeutischen Bereich kennen. Dort gerät der Therapeut fast automatisch in die Rolle eines Gastgebers. Er empfängt seine Klienten in seinen eigenen Räumen. Er fühlt sich auch fachlich zuhause. Er kennt jeden Hand- und Kunstgriff und kann aktiv das Geschehen vorantreiben. Am Ende übernimmt er auch einen großen Teil der Verantwortung für das Gelingen und auch für das Misslingen. Der Klient oder Patient darf sich weitgehend zurücklehnen. Er übernimmt die Rolle des Gastes. Er verhält sich tendenziell eher reaktiv, passiv und respektvoll zurückhaltend. Für beide Rollen gibt es natürlich vielfältige Ausgestaltungsmöglichkeiten.

Wir empfehlen eine Rollenverteilung eher in der Form, wie wir sie von Spielen mit wechselnden Rollen kennen. Beim Werfen und Fangen, gibt es immer einen Werfer und einen Fänger. Wenn der Fänger den Ball gefangen hat, wird er zum Werfer, der Werfer wird zum Fänger. Beide Partner versuchen sich in beiden Rollen.

Wenn unsere Vorschläge in einen therapeutischen Rahmen eingebettet werden sollen, erfordert das auf beiden Seiten eine Veränderung der Rollenbilder. Das Ziel der Übungen bleibt unverändert nicht der Therapieerfolg, sondern die „Kunst der inneren Berührung". Der Übende bzw. der Klient übernimmt die Rolle des Gastgebers, der seine Therapeutin dafür bezahlt, ihm als Übungspartnerin zu assistieren. Die Initiative dazu, eine *intendons*-Übung in eine Sitzung einzubauen, wird allerdings in der Regel von der Therapeutin ausgehen.

Eine davon noch zu unterscheidende, erste Stufe der professionellen Partnerarbeit ist das Coaching. Beim Fasziencoaching fehlt der therapeutische Rahmen. Der Auftrag an den Coach besteht darin, den Klienten (=Coachee) beim Erlernen der inneren Bewegung zu unterstützen. Der Coach ist vor allem für den Rahmen des Coachings und den Prozess, den der Klient dabei durchläuft, verantwortlich. Am Anfang steht eine Klärung des Auftrags, der Motive und der jeweiligen Verantwortlichkeiten von Coach und Coachee. Als Ziel des Fasziencoachings kann zum Beispiel formuliert werden, den Coachee zur Aktivierung einer ganz bestimmten Körperstelle zu befähigen. Im Unterschied zur Therapie ist das Fasziencoaching nicht mit einem Auftrag zur Diagnose oder Heilung von Krankheiten verbunden. Das vorliegende Buch kann als eine Grundlegung, aber noch nicht als gründliche Anleitung zum Fasziencoaching gelesen werden.

Die Ausrichtung der Zusammenarbeit auf die Spielfreude gilt gleichermaßen für alle Beteiligten und für jeden denkbaren Rahmen. Sie hat für die Übende und deren Übungspartnerinnen jeweils unterschiedliche Konsequenzen. Die Übenden erfahren, dass sie selbst ihr körperliches Geschehen tiefgehender beeinflussen können, als sie es bisher vermutet hatten. Sie gewinnen das Vertrauen in das eigene Körpergefühl zurück. Die Erfahrung der Selbstwirksamkeit kann sie so dazu motivieren, Selbstverantwortung für das eigene Wohlergehen zu übernehmen.

Die Rolle der Übungspartnerin erfordert den Spürsinn und die Disziplin, so wenig wie möglich zu tun, aber so viel wie nötig. Stellen Sie sich vor, Sie wären die Assistentin einer Operateurin. Als gute Assistentin halten Sie das als nächstes benötigte Instrument bereits in der Hand, bevor es die Operateurin von ihnen anfordert. Jede Operateurin weiß um den unschätzbaren Wert einer beseelten Assistentin. Im Taoismus gilt es als großes und sehr schwer erreichbares Ziel, zu einem verwirklichten „Assistenten des Himmels" zu werden.

Die Rolle des Gastes (=Übungspartners) sorgt für mehr Verunsicherung als die des Gastgebers. Es ist für einen Koch eine Herausforderung, in einer fremden Küche zu Gast zu sein und dort nicht das Heft in der Hand haben zu dürfen. In einem therapeutischen Rahmen zwingt die Partnerarbeit Therapeut und Patient zu mehr Rollenflexibilität und trägt damit dazu bei, die „natürliche autoritäre Kluft zwischen Heiler und Geheiltem" (Hammer 2011, S. 482) zu überspringen. Diese Hürde kann bisweilen sehr hoch sein. Dort, wo eine spielerische Zusammenarbeit und das gemeinsame Lernen ohnehin die Regel sind, fällt die Rollenanpassung leichter.

Wir wurden zu dem Bild vom Gast und der Gastgeberin durch die chinesischen Kampfkünste inspiriert. Um die für den Erfolg notwendige Haltung zu befördern, wird dort der Angreifer traditionell als Gast (ke) und der Verteidiger als Gastgeber (zhu) bezeichnet. Der Gastgeber versucht, tief in den Gast „hineinzuhören". Wenn er dessen „Beweggründe" kennt, kann er angemessen auf einen Angriff reagieren, noch bevor der Angreifer ihn eingeleitet hat (Bödicker 2007).

Bei unseren Partnerübungen geht es weniger darum, den Gast zu erforschen, sondern eher darum, dass die Gastgeberin sich selbst durch den Gast besser kennenlernen kann. Der Gast (=die Übungspartnerin, der Faszien-coach) hilft der Gastgeberin (=die Übende, die Coachee) in sich hineinzuhören und die eigenen „Beweggründe" zu erforschen. Dabei erfährt natürlich der Gast seinerseits sehr viel über die Gastgeberin und, falls er dafür offen ist, auch über sich selbst. Das Eine ist nicht vom Anderen zu trennen. Das Spiel mit den Rollen von Gast und Gastgeber gilt nicht ohne Grund als eines der klassischen chinesischen Strategeme (Stern 2010, S. 16ff.).

Um in beiden Rollen so wenig wie möglich, aber so viel wie nötig zu tun, müssen wir lernen, intelligent faul zu sein. Was intelligente Faulheit bedeutet, veranschaulicht die folgende Geschichte:

- Zwei Mütter verbringen mit ihren beiden Söhnen, die gerade das Rutschen für sich entdecken, den Nachmittag auf einem Spielplatz. Die erste Mutter hat viel zu tun. Sie nimmt ihren Jungen bei der Hand und hebt ihn geschickt auf die Plattform der Rutsche. Mit einem Jauchzen gleitet der kleine Mann die Rutschbahn hinunter. Kaum unten angekommen, ergreift er die Hand der Mama: „Noch mal, noch mal!", ruft er begeistert. Das Spiel wiederholt sich, bis die Mama immer weniger bei der Sache und sichtlich genervt zu sein scheint. Es ist ihr allerdings unmöglich, sich der Begeisterung ihres Sohnes zu entziehen. So verbringt sie den Nachmittag damit, ihren Sohn auf die Rutsche zu heben und ihn zu loben. Sie kommt zu dem Schluss, dass ein Besuch auf dem Spielplatz eine ziemlich anstrengende Angelegenheit sei. In Zukunft müsse sie diesen eben als ein notwendiges Übel über sich ergehen lassen.

- Die zweite Mutter verbringt sehr viel Zeit mit ihrem Sohn an der Leiter, auf der man die Rutschbahn nach oben klettert. Sie zeigt ihm, wie er sich festhalten und Arme und Beine im Wechsel bewegen muss, um sicher nach oben zu kommen. Bevor er das erste Mal rutschen darf, muss er beweisen, dass er die Leiter ohne fremde Hilfe sowohl hinauf als auch hinunter steigen kann. Er erhält ein dickes Lob. Mutter und Sohn zeigen sich gleichermaßen stolz. Den Rest des Nachmittags verbringt die Mutter entspannt mit Lesen auf einer Bank. Ihr Sohn winkt oder ruft ab und zu herüber, wenn er gerade besonders schön nach oben geklettert oder nach unten gerutscht ist. Es bedarf nur eines Blickes und einer kurzen Ermunterung und die Mutter kann ihre Lektüre fortsetzen.

Intelligente Faulheit ist deshalb intelligent, weil sie die Eigenkompetenz aller Akteure ernst nimmt, sie fordert und fördert. Die „Kunst der inneren Berührung“ basiert auf selbstverantwortlicher, intelligenter Faulheit. Wofür immer ein weiches und entspanntes Bindegewebe gut sein mag, mit intelligenter Faulheit lässt es sich einfacher, schneller und zuverlässiger erreichen als mit Ambition und Ehrgeiz: „Effizienz ist die Faulheit der Intelligenten.“ (Graffiti).

7. Zu faul zum Umdrehen

- Die Übende liegt möglichst bequem auf dem Rücken – entweder auf einer Massageliege oder auf einer Matte. Sie stellt sich vor, sie liege vollkommen entspannt in ihrem Bett oder am Strand und wolle sich nun nach links oder rechts umdrehen. Ihre Übungspartnerin bittet sie, die Bewegung tatsächlich durchzuführen und sich dann wieder auf den Rücken zurückzudrehen.

- Wie die Mutter, die ihrem Kind das Erklimmen der Leiter beibringt und dazu dessen Bewegungen begleitet, beobachtet die Partnerin genau, wie die Übende die Drehung bewerkstelligt. In der Regel geht der Drehimpuls besonders stark von einer Körperregion aus. Meistens ist dies die Schulter, die Hüfte oder das Knie. Der Widerstand sollte dort ansetzen, wo der stärkste Bewegungsimpuls zu spüren ist. Die Partnerin hält die Übende also mit einer Hand an der Schulter, dem Beckenknochen oder dem Knie fest. Mit der anderen Hand kann sie eine zweite Region halten. Die Partnerin steht oder sitzt selbst so, dass sie dazu möglichst wenig Muskelkraft benötigt.

- Die Übende initiiert die Drehbewegung wie zuvor, nun allerdings gegen den Widerstand der Partnerin. Diese gibt Rückmeldung über den Grad der Anspannung. Sie führt die Übende schrittweise in den Bereich, in dem die innere Bewegung als maximal und die äußere Bewegung als minimal empfunden wird.

Die Art, wie die Übende und die Partnerin zusammenarbeiten, entspricht ungefähr der Zusammenarbeit beim Aufhängen eines Bildes.

- Sie möchten ein großes Gemälde auf einen Haken an die Wand hängen. Da Ihnen das Bild den Blick versperrt, können Sie es allein nur mit Mühe in die Position bringen, in der der Haken in die dafür vorgesehene Öffnung rutscht. Sie kommen viel schneller voran, wenn eine Helferin hinter die Leinwand blickt und Ihre Bemühungen in die richtige Richtung lenkt. Das Ergebnis wird nicht besser, wenn sie Ihnen das Bild ab- und die Sache selbst in die Hand nimmt.

Die Idee der intelligenten Faulheit gilt für alle Beteiligten. Jeder wird nur die Anstrengung übernehmen, die zur Erreichung des gemeinsamen Zieles wirklich notwendig ist.

Eine weitere Analogie für die Zusammenarbeit und die Rollenverteilung zwischen den Übungspartnern ist das Verhältnis von Landkarte und Landschaft.

In einer Therapie gleicht die Patientin oder der Klient meist einem Menschen, der versucht, sich in einer ihm komplett fremden Landschaft dadurch zu orientieren, dass er den Anweisungen seines Navigationssystems, hier seiner Ärztin oder seinem Therapeuten, folgt. Die Richtungskompetenz liegt beim Navigationssystem. Wenn z.B. ein Fluss gefunden werden soll, könnte eine Anweisung des Navigationssystems lauten: „Jetzt 300m geradeaus, dann rechts und wieder 400m geradeaus." Das funktioniert natürlich nur in dem Maße, wie das Navigationssystem auf detaillierte Informationen über das Gebiet, in dem sich die Klientin befindet, zurückgreifen kann.

In der Partnerarbeit und im Fasziencoaching unterstützt der Übungspartner (Coach) die Übenden (Coachee) ebenfalls bei der Orientierung. Die Richtungskompetenz liegt jedoch bei den Übenden. Der Übungspartner benötigt ein eher allgemeines Wissen über Landschaften. Er soll eine Vorstellung davon haben, wie man sich in jeder beliebigen Landschaft orientieren kann. Für die Suche nach einem Fluss, könnte die Orientierung zum Beispiel zunächst durch die folgenden oder ähnliche Fragen an die Suchende gewonnen werden: „Gibt es eine Richtung, in der Du etwas kühlere Luft oder mehr Vogelgezwitscher wahrnehmen kannst? In welcher Richtung wachsen die Pflanzen üppiger?“

Nach und nach lernen die Übenden durch die Fragen der Partner, ihre Wahrnehmung auf ganz bestimmte Dinge zu lenken und sich durch diese Wahrnehmungen leiten zu lassen. Die Richtungsentscheidung liegt letztlich bei den Übenden.

Als Übungspartner kommt Ihnen die Aufgabe zu, die Übende durch Worte und Berührung dazu anzuleiten, bei jeder Wiederholung die Muskelaktivität noch etwas weiter zu reduzieren. Dabei kommt sie eventuell schneller ans Ziel, wenn sie zunächst die Gegenrichtung einschlägt und dabei auch die Muskeln kräftig aktiviert. Menschen mit einem hohen Spannungstonus fällt die Reduktion der Muskelspannung leichter, wenn zuvor das für die Bewegung typische Spannungsmuster mehrmals komplett aktiviert wurde. Nehmen Sie sich Zeit, um den richtigen Aktivierungsgrad zu finden. Er ist der Generalschlüssel für alle Übungen.

- Halten Sie als Übende am Ende der Aktivierungsphase die Spannung. Bleiben Sie für einige Sekunden genau knapp unterhalb der Grenze zur einsetzenden Bewegung. Geben Sie als Übungspartner klare Anweisungen, wann die Übende anspannen soll, an welchem Punkt sie die Spannung halten und wann sie sie wieder herunternehmen soll. Leiten Sie erst eine neue Anspannung ein, wenn Sie den Eindruck haben, dass sich das Gewebe in der Zielregion tief entspannt hat.

Der Übungspartner kann die Entspannung der Übenden wie folgt fördern.

- Spüren, wie die Entspannung der Übenden auf Sie selbst zurückwirkt.
- Geben Sie sowohl verbal als auch durch die Art der Berührung darüber Rückmeldung.
- Formulieren Sie Ihre Rückmeldungen positiv. Beschreiben Sie nur den Weg, der zum Ziel führt: „Ja, gut so. Und jetzt noch ein wenig mehr in die Entspannung. Ja, genau so…".
- Schütteln Sie sanft. Die dadurch entstehende Vibration verfeinert das Gefühl für die Gewebespannung.

Ein weiterer wichtiger Anhaltspunkt für den Grad der Entspannung ist die Atmung. Entspannte Atmung bedeutet ein entspanntes Zwerchfell. Ein entspanntes Zwerchfell gibt beim Ausatmen viel Luft frei. Seufzen, Schnurren oder Brummen unterstützen die Lockerung des Zwerchfells und führen direkt in die Entspannung (vgl. Schnack 2012, S. 76ff.).

Die Übende in den Aktivierungspausen in eine tiefe Entspannung zu führen, gehört zu den wichtigsten Hilfestellungen des Übungspartners. Es erfordert ein gutes Körpergefühl, Achtsamkeit, Aufmerksamkeit und ein Gespür für Spannung und Entspannung. Der Übungspartner verlässt sich für die Rückmeldungen an die Übende auf die feinen Reaktionen seines Bauches und seines Beckenbodens, der in Resonanz mit der An- und Entspannung der Übenden geht.

Wir kommen damit zur ersten Übung, bei der es um eine gezielte Aktivierung geht. Die Zielregion der inneren Bewegung liegt unterhalb des Rippenbogens. Falls Sie ohne Partner üben, können Sie einen äußeren Widerstand dadurch herstellen, dass Sie an den beschriebenen Stellen einen kleinen, schweren und doch anschmiegsamen Gegenstand auflegen. In der Praxis haben sich mit feinem Sand gefüllte Säckchen sehr gut bewährt.

- Die Übungspartnerin legt einen Finger in die Mulde zwischen Schulter und Schlüsselbein des Übenden. Sie können auch den Handballen aufsetzen und mit den Fingern das Schultergelenk umfassen. Wenn der Übende die Bewegung zum Umdrehen ansetzt, spüren Sie an dieser Stelle nicht nur, wie dessen Schulter nach oben drückt, sondern auch, wie sich Sehnen und Bindegewebe, die zur Schulter führen, anspannen.
- Wie verändert sich die Region beim Loslassen? Unterstützen Sie die Entspannung, indem Sie wie oben beschrieben mit Ihrer Hand die Schulter sanft schütteln und so feine Vibrationen ins Gewebe senden. Eine vertiefte Entspannung erreichen Sie, wenn Sie in der letzten Phase des Ausatmens die Schulter leicht gegen die Unterlage pressen. Drücken Sie den Handballen etwas tiefer in die Mulde. So können Sie fühlen, ob und wie tief sich dort die Sehnen entspannen. Jetzt mag sich auch das Zwerchfell dem Entspannungsimpuls anschließen.
- Zunächst ist meist die Vorspannung im Gewebe in der Mulde unterhalb der Schulter zu spüren. Dann erst dehnt sich diese auf die ganze Schulter aus. Lenken Sie die Wahrnehmung von hier aus auf alle Körperbereiche, die ihre Spannung ebenfalls deutlich verändern. Die Schulterbewegung ist nur Anlass der Aktivierung. Das Zielgebiet der Übung liegt Richtung Körpermitte, unterhalb des Rippenbogens.
- Um die Aktivierung gemeinsam zu erkunden, legt die Partnerin eine Hand wie bisher auf die Schulter und die zweite Hand auf derselben Seite auf den Rippenbogen des Übenden. Der Daumen liegt noch auf der untersten Rippe auf, während der Daumenballen und der Handballen schon ins Bauchgewebe einsinken.

- Die Bewegungsabsicht bleibt wie zuvor. Spüren Sie gemeinsam, wie die Faszien in der Region unterhalb des Brustkorbs die Drehbewegung vorbereiten und dafür die Vorspannung aufbauen.

- Die Hand der Übungspartnerin folgt der Bewegung des Gewebes. Während der Aktivierung hält sie sanft gegen den Druck, den der Übende an der Schulter aufbaut. Die Übungspartnerin setzt dazu möglichst wenig Muskelkraft ein. Unterstützen Sie die Entspannung des Übenden. Lassen Sie sich in das Gewebe hineinsinken. Finden Sie den Punkt bzw. die Region, wo sich die Spannung am meisten löst. Nutzen Sie dazu auch einzelne Finger oder Bereiche Ihrer Hand. Ziehen Sie die Hand nicht wieder zurück, sondern warten Sie in der tiefsten Position auf die nächste Anspannung. Halten Sie wieder ganz sanft aus Ihrem eigenen Bindegewebe dagegen. Mit jeder Wiederholung sinken Sie etwas tiefer in das Gewebe. Geben Sie dem Partner Rückmeldung. Lenken Sie seine Aufmerksamkeit auf die Druck- bzw. Spannungsveränderung unter Ihren Fingern.

Das Ziel ist erreicht, wenn Sie als Übender in der Lage sind, die Bewegungsabsicht zur Drehbewegung dazu zu nutzen, das Gewebe unter der Hand der Übungspartnerin zu aktivieren. Mit steigender Übungsdauer benötigen Sie die Berührung von außen nur noch zur Feinabstimmung Ihrer selbstwirksamen, inneren Berührung.

- Um dies zu fördern, verändert die Übungspartnerin die Position der Hand unter dem Rippenbogen um wenige Millimeter. Steuern Sie als Übender die Stelle gezielt an. Verändern Sie dazu die Bewegungsrichtung der Schulter so, dass die innere Bewegung auch den neuen Zielpunkt erreicht. Die Steuerung der Aktivierung folgt einer einfachen Geometrie. Um eine innere Bewegung in der Zielregion zu erreichen, brauchen Sie mit der Schulter nur möglichst genau den Punkt der Berührung anzusteuern. Auf dem Weg vom Punkt des Bewegungsansatzes – hier der Schulter – zur Zielregion müssen die Muskeln möglichst entspannt gehalten werden. Angespannte Muskeln blockieren die durchgehende Aktivierung der Faszien.

Sehr häufig empfinden die Übenden bestimmte Berührungspunkte als besonders interessant, darunter auch schmerzhafte Bereiche. Oftmals legt der Übungspartner seine Finger intuitiv sogar genau auf diese Stellen. Lauschen Sie geduldig und entspannt in das Gewebe hinein. Es ist nur eine Frage der Zeit, bis das Gewebe mit einer plötzlichen, tiefen Entspannung reagiert, die sich wie eine Art „Schmelzen" anfühlt.

Diese Erfahrung ist für uns und viele unserer Kursteilnehmer immer wieder aufs Neue höchst erstaunlich. Der Wunsch, diese Erfahrung mit anderen Menschen zu teilen und ihnen zu ermöglichen, daraus Nutzen zu ziehen, ist unsere Hauptabsicht des vorliegenden Buches. Bevor wir mit den Übungsvorschlägen fortfahren, verweilen wir noch ein wenig bei der zutiefst bewegten und bewegenden Sensation des Schmelzens.

8. Vom Schmelzen der Faszien

Viele Therapeuten, insbesondere jene, die mit sanften, minimal invasiven Berührungen oder Manipulationen arbeiten, machen die Erfahrung, dass sich während einer Behandlung, das Gewebe unter ihren Händen fast blitzartig entspannt. Diese Wirkung wird unter anderem als „release" (Loslassen, Freigabe, Lösung) oder mit Bezug auf die Faszien als „fascial release" oder „fascial unwinding" bezeichnet. Das „Schmelzen der Faszien", wie wir es hier nennen wollen, ist auch seit geraumer Zeit Gegenstand der Forschung. Fest steht, dass sich die Plastizität des Bindegewebes nicht einfach aus mechanischen Prinzipien erklären lässt, sondern ein Zusammenspiel von sehr vielen Faktoren darstellt. Unter anderem scheint das vegetative Nervensystem eine wichtige Rolle zu spielen (Schleip 2003).

Unsere Erfahrung bestätigt, dass das Loslassen immer erst nach einer gewissen Zeit und nach einer ausreichenden Anzahl von Wiederholungen der inneren Bewegung eintritt. Sowohl der Übende als auch der Übungspartner sind dann schon meist gut aufeinander eingeschwungen. Deshalb erscheint es uns unwahrscheinlich, dass der Effekt ausschließlich auf eine mechanische Einwirkung zurückzuführen ist. Der Art der Stimulation und des Kontakts zwischen den Partnern wird z.B. in der Osteopathie eine entscheidende Rolle beigemessen (vgl. Minasny 2009, S. 15; eigene Übersetzung):

> „Der Therapeut fungiert als Vermittler – er regt das parasympathische Nervensystem an, er achtet auf den Zustand des autonomen Nervensystems, er erzeugt durch subtile Stimulation ungewöhnliche Wahrnehmungen, die eine unmittelbare Rückmeldung beinhalten, [...]."

Untersuchungen der letzten Jahre zeigen, dass die Muskeln weniger in der Anspannungsphase als vielmehr für die Rückkehr zur Entspannung gut mit Sauerstoff versorgt sein müssen (Würth 2008, S. 246f.). Eine tiefe Entspannung tritt erst dann ein, wenn das Gewebe in einer bestimmten Form angeregt wird und gleichzeitig genügend Sauerstoff zur Verfügung steht. In diesem Zusammenhang wird von bereits sehr guten Erfahrungen mit rhythmischer Stimulierung des Gewebes von außen berichtet, so zum Beispiel mit der so genannten Matrix-Rhythmus-Therapie (Randoll et al. 2006) oder der rhythmischen Massage. Wie neuere Studien (Zheng et al. 2012) zeigen, veranlasst sanfte Berührung das Bindegewebe zur Ausschüttung des Botenstoffs Matrixmetalloproteinase-1, der überschüssiges Kollagen auflöst. Mit der selbstwirksamen Berührung von innen, wie wir sie ergänzend vorschlagen, sollten diese Ergebnisse noch verbessert werden können.

Eine Erklärung für die ganzkörperliche Entspannungsreaktion, die zusätzlich zur lokalen Gewebserweichung durch die innere Berührung erreicht wird, finden wir in unserem Nervensystem. Die Faszienaktivierung versetzt die inneren Organe spürbar in Bewegung. Bei der Übung „Zu faul zum Umdrehen" gleitet der Dickdarm deutlich gegen das umgebende Gewebe. Er schafft mit einer gewissermaßen „vorauseilenden" Eigenbewegung Raum für die bevorstehende Drehung des Körpers. Der Impuls wird nun allerdings gestoppt, bevor dieses äußere Bewegung einsetzt. Der Dickdarm gleitet wieder in die ursprüngliche Lage zurück. Mit jeder neuen Aktivierungswelle wiederholt sich das Spiel. Falls sich durch das Hin- und Hergleiten mehr Spielraum für die Organe ergibt, nutzen diese die gewonnene

Bewegungsfreiheit bei der nächsten Gelegenheit. Gleichzeit breitet sich die Information aus, dass zwar mit Aktivität zu rechnen war, alle Aktionen aber wiederholt abgebrochen wurden. Das ist ein Signal dafür, dass jetzt wohl Ruhe und Verdauung angesagt seien.

Die wichtigste Nervenverbindung vom Bauchraum zum Gehirn ist der Vagus-Nerv. Der Vagus-Nerv gilt als „der große Ruhe-Nerv" (Schnack 2012). Er ist hauptverantwortlich für das Umschalten des Körpers vom Angriffs- oder Fluchtmodus auf den Ruhe- und Verdauungsmodus. Er sorgt dafür, dass unser „Kopfhirn" und unser „Bauchhirn" zueinander in Harmonie kommen (Pallardy 2008, S. 39f.):

> „Schon wenn Sie anderthalb Sekunden länger einatmen als gewöhnlich [...], erhöht das Kopfhirn seine Ausschüttung an Endorphinen, jenen wertvollen Verbündeten im Kampf gegen Stress und Angriffe von außen."

Die innere Bewegung fördert das Umschalten auf den Entspannungsmodus demnach auch noch durch die Erhöhung der Sauerstoffzufuhr zu den Organen.

Die „Kunst inneren Berührung" hat mit vielen Meditationspraktiken gemeinsam, dass die körperliche Aktion von einer bewussten Absicht ausgeht. Wir konzentrieren uns dann allerdings nicht auf bestimmte Atemmuster oder bestimmte äußere Bewegungen, sondern auf die inneren Bewegungen der Faszien. Das innere An- und Entspannen tritt wie die Atmung mit dem Vagus-Nerv in Wechselwirkung. Sie können *intendons* fast beliebig mit anderen Praktiken kombinieren. in dem Sie die vorgegebenen äußeren Bewegungen als innere Bewegungen durchführen. Sie gewinnen dadurch viele neue Möglichkeiten für persönliche

Entspannungsinseln und „Glücksmomente im Stressalltag" (Schnack 2012, S. 93ff.).

Solange sich der Körper im Stressmodus befindet, bleiben die Abwehrfunktionen des Bindegewebes aktiv. Die Fasern sind fest. Die Signale, die für Entspannung sprechen, müssen eine bestimmte Stärke erreicht haben, bis das Schmelzen einsetzt. Sehr viele Informationen, die das Umschalten auf Entspannung bewirken, bezieht der Körper aus dem Bindegewebe.

Man kann das Schmelzen der Faszien auch als „thixotropische Veränderung der Festigkeit des Bindegewebes" beschreiben (Schlage 2012, im Detail S. 9ff.). Der Begriff hebt auf die piezoelektrischen Eigenschaften der Faszien ab. Hier spielen deren „kristalline" Grundstrukturen eine wichtige Rolle. Wir gleichen aus dieser Perspektive einem großen Flüssigkristall, der unablässig seinen eigenen Zustand ändert und dabei elektromagnetische Felder erzeugt. Auch als Flüssigkristall reagieren wir außerordentlich stark auf Berührung. Wir strahlen sozusagen aus, wie wir uns fühlen. Das Bindegewebe ist das „biochemische Bett unseres Empfindens" (Schlage 2012, S. 6). Die Faszie fungiert dabei nicht nur als Sender, sondern in gleicher Weise auch als Empfänger von Informationen.

Wenn die Hand der Übungspartnerin genau an die Stellen wandert, die für den Übenden besonders interessant sind, ist das also kein Zufall. Es ist das Resultat einer subtilen Kommunikation zwischen zwei Faszienschwärmen. Die Übungspartnerinnen schwingen sich über ihr Bindegewebe aufeinander ein. Sie finden sich innerlich gemeinsam bewegt und miteinander fühlend. So entsteht „KörperMitGefühl" als eine Intelligenz, die sich daraus nährt, dass man ihr und sich gegenseitig vertraut.

Die „Grundeigenschaften des Bindegewebes und von Faszien", die für das Schmelzen eine Rolle spielen, lassen sich wie folgt zusammenfassen (Beuckels 2012, S. 399):

- „Die Faszie scheint das **größte Übertragungsmedium** im Körper zu sein. Mit ihren molekularen, zellulären, hormonellen, piezoelektromagnetischen, neurologischen, flüssigen oder energetischen Interaktionen ermöglicht die Faszie im gesamten Körper ein **mechanisches** und **biochemisches** Atmen."

Die chinesische Medizin ordnet die Funktion, die Körperenergien zu verbinden und ihre Wechselwirkung zu ermöglichen, dem so genannten „dreifachen Erwärmer" zu. Die Vorstellung, dass es sich dabei um ein formloses und zeitloses, aber energetisch manifestes Organ handele, war aus der Sicht der westlichen Anatomie bisher immer schwer nachzuvollziehen. Das taoistische Konzept passt jedoch perfekt zu einem zeitgemäßen Verständnis des Bindegewebes (vgl. Matsumoto/Birch 1988, S. 163; eigene Übersetzung):

- "Die Forschung hat gezeigt, dass das Bindegewebe zur Kommunikation, Verbindung und Energieleitung in Form von Elektron- und Protonübertragung fähig ist. Es wurden thermoelektrische Eigenschaften und durch Druck aktivierte Reaktionen erkannt, die Gewebeveränderungen und darüber Funktionsveränderungen bewirken, piezoelektrische Ströme und eine ganze Reihe weiterer Eigenschaften. Das Bindegewebe bildet eine erstaunlich plastische, geschmeidige, veränderbare und hoch funktionelle Gruppe von Geweben. Dass die chinesischen Autoren den dreifachen Erwärmer und die Leitung des Qi mit den Faszien und ihrem Bindegewebe in Verbindung brachten, lange bevor wissenschaftliche Messungen solche Aktivitäten aufzeigen konnten, ist eine bemerkenswerte Leistung."

Wir dürfen uns demnach das Bindegewebe als einen von Licht durchfluteten, emotionalen Atem- und Energiekörper vorstellen, der gleichzeitig Sender, Empfänger und Verstärker von Informationen ist. Er reagiert auf sanfte Berührung mit Schmelzen und auf bedrohliche Berührung und Invasion mit Verhärtung.

Bilder, die unseren Körper inspirieren, sind für das Erlernen der inneren Bewegung wichtiger, als theoretische Konzepte, die keine Resonanz im Körper auszulösen vermögen. Die Bilder eines Faszienschwarms, Flüssigkristalls oder Atemkörpers sollen den Übenden helfen, sich auf die Qualitäten des Fließens, des Gleitens, der Verdichtung und der Durchlässigkeit einzustimmen. Und durch dies alles hindurch: auf die Qualität der Ganzheit in ständiger Veränderung.

Das Schmelzen von Metall geschieht nicht von selbst. Es erfordert die beständige Zufuhr von Hitze, bis die notwendige Schmelztemperatur erreicht wird. Dann scheint das Material seinen Aggregatzustand ebenso plötzlich wie vollständig zu verändern. Als Übender besteht Ihre Aufgabe analog zu diesem Bild darin, die für das Schmelzen notwendige „Energie" in die Zielregion zu bringen. Lernen Sie, Ihre vielen Flammen in eine einzige Flamme zu bündeln und diese in der richtigen Dosierung an die richtige Stelle zu führen.

Den Übenden gelingt es durch die einfühlende Unterstützung meist besser, das jeweilige Ziel im Körper genau anzusteuern und ausreichend lange dort zu bleiben, um ins Fühlen zu kommen. Auch hier gibt es neben der Rückmeldung durch die Art der Berührung – die Finger sinken noch tiefer ins Gewebe – auch noch vielfältige Möglichkeiten des sprachlichen Feedbacks.

Arbeiten Sie vor allem mit inneren Bewegungen, die Ihnen leicht fallen. Probieren Sie einfach alles aus, was Ihnen in den Sinn kommt. Schon, dass Ihnen plötzlich eine bestimmte Bewegung einfällt, ist kein Zufall. Das Körpergedächtnis ist immer aktiv. Wir erleben es beim Träumen. Wie das Wort schon nahelegt, kommen beim Körpergedächtnis ein physischer (Körper) und ein geistiger bzw. informativer Aspekt (Gedächtnis) zusammen. Wir haben *intendons* als die Antwort (response) der Faszien bzw. Sehnen (tendons) auf unsere Absicht (intent) definiert. Das Körpergedächtnis im weitesten Sinne speichert und integriert alle körperlichen Erfahrungen. Wenn wir unsere Hände an Verhärtungen im Gewebe legen, kommen wir mit allem in Berührung, was mit diesen Verhärtungen in Verbindung steht.

In der chinesischen Tradition werden die Faszien auch als die „Haut der Seele" bezeichnet. Auch in der therapeutisch ausgerichteten Körperarbeit gilt es mittlerweile als „akzeptiert", dass das Bindegewebe Erinnerungen und Traumata speichert (Minasny 2009, S. 14).

Mit der inneren Bewegung bringen wir auch unseren Gefühlskörper und unser Seelen(er-)leben selbstwirksam in Bewegung. Die Motive, die uns dazu veranlassen, sind ein Teil dessen, was diesen Gefühlskörper ausmacht.

Bleiben Sie offen und spontan. Sie können das Schmelzen der Faszien nicht erzwingen, höchstens herbeilocken. Leistungsdruck oder Ambition verbauen den Weg zum gewünschten Ergebnis. Es ergibt sich oder auch nicht. Behalten Sie eine ruhige Hand.

9. Mit ruhiger Hand

Das Schmelzen des Gewebes lässt sich in der Region unter dem Brustkorb meist für beide Beteiligten sehr gut wahrnehmen. Das Zwerchfell spricht auf die Aktivierung in der Regel schnell und deutlich. Die linke und die rechte Seite, Vorder- und Rückseite reagieren oft unterschiedlich.

- Erkunden Sie die Region entlang der beiden unteren Rippenbögen. Die Übungspartnerin verschiebt den Punkt der Berührung schrittweise um einige Millimeter. Der Übende bleibt zu „faul zum Umdrehen". Seine Aufgabe ist es, herauszufinden, mit welcher Drehrichtung, er den Berührungspunkt mit einer inneren Bewegung erreichen kann. Er passt die Bewegungsabsicht für die Schulter also jeweils so an, dass die Spannung durch den Berührungspunkt verläuft.

- Gönnen Sie sich ausreichend Zeit, um sich den besonders interessanten Punkten zu widmen. Meist wird sich dort, wo Sie eine Anziehung spüren, eine tiefe Entspannungsreaktion einstellen.

Beim Schmelzen sinken die Hand oder die Finger der Übungspartnerin fast ruckartig tiefer in das Gewebe. Für den Übenden tritt häufig das emotionale Erleben in den Vordergrund. Oft entsteht das unspezifische Gefühl, dass „sich irgendetwas gelöst habe". Auf das Loslassen folgt dann eventuell ein tiefer Atemzug, der an einen Seufzer erinnert. Die Veränderung ist auch an der Spannung der Augen abzulesen. Das Gefühl der Erleichterung, des Wegfallens einer Belastung oder einfach einer Weitung überträgt sich auf die Übungspartnerin.

Ob und welche Resonanz auf der Gefühlsebene zwischen den beiden Partnern entsteht, hängt natürlich wesentlich von den beteiligten Personen ab. Wir persönlich erleben das Schmelzen oft als einen Augenblick der Rührung, des Berührt-Seins und der Verbundenheit.

› Verweilen Sie nun nicht mehr allzu lange an der bisherigen Stelle. Als Übender fühlen Sie mit der eigenen Hand den Veränderungen nach. Spüren Sie den Unterschied in der Gewebespannung auch von außen. Das stärkt das Vertrauen in Ihre Selbstwirksamkeit.

Ein Gespräch längeres Gespräch zwischen den Partnern lenkt dagegen die Aufmerksamkeit meist vom konkreten Erleben ab. Bleiben Sie sich des Unterschieds zwischen Reden und Fühlen bewusst. Bleiben Sie beim Bild des gemeinsamen Spielens, bei dem es um die gemeinsame Freude an einer Entdeckung oder an der Entwicklung von Fähigkeiten geht. Die Freude an der Zusammenarbeit ist entscheidend, nicht das Ergebnis. Spielfreude lässt sich nicht erzwingen, sondern steigert sich in dem Maße, in dem man sich auf sie einlässt.

10. Varianten zur Einstiegsübung

Das Umdrehen, ausgehend von der Schulter, bietet einen einfachen Einstieg in die gezielte Aktivierung. Der Übende liegt auf dem Rücken. Sie können die Vorschläge auch dann ausprobieren, wenn Sie auf dem Bauch liegen. Sie aktivieren dann, wie im Kapitel „Den Rücken entzücken" dargestellt, punktgenau Stellen am Rücken. Die folgenden Anleitungen gelten für die Aktivierung des Bauchgewebes.

Der Drehimpuls geht zunächst von der Hüfte aus. Die Übenden sollten zunächst ihrem normalen Bewegungsmuster beim Umdrehen folgen. Sie können über die Hüfte sehr gut Punkte im Unterbauch erreichen.

- Die Übungspartnerin steht auf der Seite, die der Seite, die nach oben dreht, gegenüber liegt. Sie legt den Handballen an den Beckenknochen des Übenden. So kann sie gleichzeitig die Bewegung bremsen und im Bereich zwischen Beckenknochen und Schambein in das Gewebe sinken.
- Wenn der Übende zur Drehung ansetzt, ziehen automatisch seine Sehnen und Faszien in der Leiste an. Versuchen Sie zunächst, immer genauer den Bereich anzusteuern, bei dem die Muskeln noch möglichst entspannt bleiben, während sich die Sehnen deutlich spürbar bewegen.
- Achten Sie auf eine tiefe Entspannung während der Aktivierungspausen. Die Hand der Übungspartnerin sinkt immer tiefer ins Gewebe.
- Die Aktivierung bewegt unwillkürlich den Dickdarm. Das Zwerchfell zieht auf der einen Seite etwas stärker an. Die Übungspartnerin verschiebt den Berührungspunkt immer wieder um einige Millimeter. Der Übende folgt mit der inneren Bewegung der Verschiebung.

- Die Bewegungsabsicht ist nur das Hilfsmittel, um schließlich immer exakter einzelne Punkte zu erreichen. Suchen Sie gemeinsam einen möglichst interessanten Berührungspunkt. Bleiben Sie dort, bis das Gewebe „schmilzt". Bleiben Sie in Bezug auf dieses Ergebnis offen und absichtslos.

Bei der zweiten Variante geht der Drehimpuls vom Knie aus. Auch mit dieser Variante erreichen Sie besonders gut den Unterbauch.

- Die Übungspartnerin steht dem drehenden Knie gegenüber. Wenn der Übende das Bein angewinkelt aufstellt, kann sie den Widerstand bequem an der Knieinnenseite ansetzen.
- Die Zielregion der Aktivierung liegt im Unterbauch, im Dreieck zwischen Bauchnabel, Schambein und Leiste. Abhängig davon, in welche Richtung das Knie zieht, verschiebt sich das Zentrum der Aktivierung in Richtung Brustkorb oder in Richtung Beckenboden, nach links oder nach rechts.
- Während die Übungspartnerin mit der einen Hand der Kniebewegung des Übenden Widerstand entgegensetzt, legt sie die andere Hand auf dessen Bauch.

Der weitere Ablauf entspricht dem der vorherigen Variante: Die Übungspartnerin verschiebt den Berührungspunkt, der Übende folgt mit der inneren Berührung.

Der Übende sollte schließlich ausgehend von Schulter, Beckenknochen oder Knie unterschiedliche Bereiche im Bauchraum gezielt ansprechen und selbstwirksam aus dem Bindegewebe heraus an- und entspannen können.

- Wenn Sie bisher nur auf einer Körperseite gearbeitet haben, wechseln Sie die Seite.

Es gibt keine Regeln für die Abfolge oder Kombination der einzelnen Varianten. Dies hängt auch davon ab, welche Ziele Sie verfolgen wollen. Soweit es um die Verfeinerung des „KörperMitGefühls“ und die Erfahrung der Selbstwirksamkeit als solche geht, gilt die Regel: „Wenn es Dich langweilt, mach etwas anderes!“

11. Überblick

Bevor wir uns im nächsten Kapitel mit der Verfeinerung der gezielten Aktivierung bis hin zu einer „Kunst der inneren Berührung" beschäftigen, möchten wir noch einmal kurz die Grundlagen zusammenfassen.

- „KörperMitGefühl" oder die „Kunst der inneren Berührung" sind keine Formen der Therapie und keine eigenständigen Methoden der Körperarbeit. Sie bedeuten eine Erfahrungsqualität und eine schöpferische Übungspraxis.
- Mit der Übungspraxis kann das Bindegewebe gezielt aktiviert und entspannt werden. Die Eigenbewegung der Faszien ermöglicht eine selbstwirksame Massage des Gewebes aus sich selbst heraus. Die Verfeinerung dieser Praxis führt zur „Kunst der inneren Berührung".
- Der Haupteffekt der inneren Bewegung besteht in der erhöhten Zufuhr von Blut, Sauerstoff und Nährstoffen.
- In der Partnerarbeit setzt der Übungspartner der Bewegungsabsicht der Übenden Widerstand aus seinem eigenen Bindegewebe entgegen. Er gibt so Rückmeldung über und lenkt die Aufmerksamkeit auf dessen Anspannungs- und Entspannungsmuster. Die Zusammenarbeit mit einem Partner erleichtert das Erlernen der Übungen.
- Die einzelnen Phasen der Aktivierung (siehe unten) werden wiederholt und dadurch immer differenzierter durchlaufen. Die Entspannung vertieft sich. Der Körper wird „durchlässiger". Heiterkeit, Offenheit, Gelassenheit und Spontaneität fördern den Übungserfolg.
- Die gezielte Aktivierung führt oft zu einer plötzlichen Verringerung der Gewebespannung, die sich wie eine Art Schmelzen des Gewebes anfühlt.

Alle Übungen folgen einem gemeinsamen Schema:

- Wir wählen eine Zielregion und eine Bewegungsabsicht aus, bei der in der Phase der Bewegungsvorbereitung eine starke Aktivierung dieser Region zu erwarten ist.
- Die beabsichtigte Bewegung ist möglichst einfach und alltäglich. Dreh- und Spiralbewegungen sind die erste Wahl.
- Die äußere Bewegung wird zunächst durch einen äußeren Widerstand gebremst und dann schrittweise auf eine kaum mehr wahrnehmbare Minimalbewegung reduziert. Der äußere Widerstand kann nun entfallen. Die Intensität der inneren Bewegung wird dessen ungeachtet weiter gesteigert.
- Die Aufmerksamkeit verlagert sich auf die innere Bewegung in der Zielregion. Die ursprüngliche Bewegungsabsicht wird beibehalten. Die Aktivierung der Körpermitte kann immer deutlicher wahrgenommen werden. Die inneren Organe gleiten gegeneinander.
- Die innere Bewegung der Zielregion ist in jeder beliebigen Körperhaltung und ohne die Hilfestellung durch einen Partner möglich.
- Die Zielregion entspannt sich in den Aktivierungspausen rasch und wird wärmer – beides Zeichen für eine gesteigerte Blutzufuhr.

12. Brustschwimmen

Die Brustschwimmbewegung ist sehr gut im Körpergedächtnis verankert. Es braucht manchmal eine gewisse Zeit, um sie zu erlernen. Sie aus dem Körpergedächtnis zu löschen, ist fast unmöglich. Das macht Sinn. Denn sie bietet uns Schutz vor dem Ertrinken.

Wir sind es gewohnt, die Schwimmbewegungen mit einer gewissen Kraft und in einem gleichmäßigen Rhythmus auszuführen. Die Bewegung erfolgt normalerweise gegen den Wasserwiderstand.

Schwimmen ist mit unterschiedlichen Emotionen verbunden. Zum einen versetzt die Gefahr des Ertrinkens unseren Körper in eine erhöhte Alarmbereitschaft. Zum anderen lässt es sich, wenn die Bedingungen stimmen, im Wasser wunderbar schweben und entspannen. Von der Schwerkraft größtenteils befreit, lösen sich Verspannungen leichter, oder Schmerzen lassen nach. Wir dürfen uns treiben lassen und uns getragen fühlen. Alle diese emotionalen Aspekte fließen in die Übung ein.

Die Bewegungen beim Brustschwimmen gehen von den Ellbogen, den Knien und vom Kopf aus. Ellbogen und Knie sind sehr sensible Punkte, die mit großer Genauigkeit gesteuert werden können. Es fällt uns relativ leicht, uns Bewegungen vorzustellen, bei denen der Ellbogen oder das Knie sehr genau in eine bestimmte Richtung zielen. Nehmen Sie sich zum Beispiel vor, den rechten Ellbogen im nächsten Moment zum linken Knie zu ziehen. Können Sie sich die gerade Linie zwischen Ellbogen und Knie vorstellen?

Um einen beliebigen Punkt auf einer Fläche genau zu treffen, benötigen wir zwei Geraden, die sich im Zielpunkt treffen. Um einen Punkt in einem Raum anzusteuern, benötigen wir drei gerade Linien. Mit den beiden Ellbogen und den beiden Knien stehen uns vier Ausgangspunkte für unsere inneren Aktivierungsgeraden zur Verfügung. Damit können wir jeden beliebigen Punkt im Bauchraum dreidimensional ansteuern. Die erste Orientierungsachse geht vom Ellbogen aus.

- Die Übende legt in Rückenlage ihre Ellbogen links und rechts neben ihren Kopf oder die Hände unter dem Kopf gekreuzt. Für einige Menschen ist diese Position mit Schmerzen verbunden. Legen Sie für diesen Fall ein ausreichend dickes Polster oder Kissen unter die Ellbogen.

- Beginnen Sie mit der Bewegungsabsicht des Ellbogens zum gegenüberliegenden Knie oder zum gegenüberliegenden Beckenknochen. Wie würden Sie mit der rechten Hand nach einer Stechmücke auf dem linken Knie schlagen?

- Der Übungspartner gibt der Bewegung sanft am Ellbogen und am Unterarm Widerstand. Achten Sie darauf, dass der Gegendruck dem Bewegungsimpuls entspricht. Die Kraft dazu kommt auch beim Übungspartner so weit wie möglich aus den Faszien. Reduzieren Sie die Muskelaktivität auf ein Minimum, während Sie die Vorspannung in den Faszien variabel halten.

Eine diagonale Bewegungsabsicht führt ziemlich sicher zu einer inneren Bewegung unterhalb des Brustkorbs, vielleicht etwas tiefer als Sie diese bereits bei der Umdrehbewegung kennengelernt haben.

- Der Übungspartner legt eine Handfläche, den Handballen, einen oder mehrere Finger auf die Stelle unter dem Rippenbogen, wo die stärkste Aktivierung zu spüren ist. Er unterstützt die Übende darin, die Verbindung zwischen dem Ellbogen und der vorbereitenden Aktivierung im Bauch immer deutlicher wahrzunehmen.

- Verfeinern Sie die Aktivierung. Wenn Sie beide den Eindruck haben, dass die „Verbindung steht", verschieben Sie den Berührungspunkt um einige Millimeter. Lassen Sie sich von Ihrer Intuition oder Experimentierfreude leiten. Steuern Sie über die Änderung der Bewegungsabsicht mit der inneren Bewegung den jeweils nächsten Berührungspunkt an.

Vielen Menschen bereitet es Schwierigkeiten, ihre Aufmerksamkeit auf innere Körperaktivitäten, sei es die Atmung, den Pulsschlag oder auch die Verdauungsbewegung, zu richten. Lassen Sie sich Zeit für diese Erfahrung. Experimentieren Sie. Wählen Sie Zielbereiche, mit denen Sie sich wohl fühlen.

Wiederholen Sie denselben Ablauf nun auch mit den Knien als Ausgangspunkt der Bewegung. Gehen Sie zu immer gezielteren Aktivierungen über.

- Die Übende spürt die Hand oder Finger des Übungspartners auf Ihrem Bauch. Dies ist die Zielregion. Entwickeln Sie eine Bewegungsabsicht für die Ellbogen oder Knie, die nach Ihrem Gefühl zu einer inneren Bewegung in der Zielregion führt. Wohin müssen Sie mit Knie oder Ellbogen zielen, damit die Zielgerade durch die Zielregion verläuft?

- Wiederholen Sie die Ansteuerung von einem zweiten Punkt oder sogar von einem dritten Punkt aus. Ellbogen und Knie mögen Ihnen wie Kompassnadeln die Richtung anzeigen. Sobald Sie die Punkte über die Aktivierungsgeraden gut treffen, versuchen Sie auch das Gewebe ohne diese Hilfsmittel direkt anzuspannen und wieder zu entspannen. Finden Sie einen pulsierenden Rhythmus.

- Eventuell werden Sie sogar in der Lage sein, die Region eher von links, von rechts, von oben oder von unten zu aktivieren. Darüber, wie Sie das bewerkstelligen, müssen Sie sich keine Gedanken machen.

Ihr Körper braucht die vorgeschlagenen Aktivierungsmuster nicht neu zu lernen. Sie werden automatisch aus dem Körpergedächtnis heraus angestoßen. Dagegen muss die Wahrnehmung für die subtilen inneren Bewegungen oft neu entwickelt werden. Die Sensibilität dafür ist vorhanden. Diese war vielleicht eine gewisse Zeit nicht gefordert und liegt jetzt im Dornröschenschlaf. Sie wartet jedoch darauf, wachgeküsst zu werden.

Bleiben Sie spielerisch. Das Bindegewebe reagiert nicht natürlich niemals nur punktuell. Es ist immer der ganze Faszienschwarm, der ganze Körper, beteiligt. Gefühlt ist der Grad der Aktivierung dort größer, wo sich Ihre Aufmerksamkeit sammelt. Wir verstehen „punktgenaue Aktivierung“ deshalb immer im Sinne einer Fokussierung Ihrer Körperwahrnehmung wie durch eine Art inneres Vergrößerungsglas.

13. Entspannt am Strand

Wenn wir wie in den Eingangsübungen die Körpermitte ausgehend von den Schultern oder Ellbogen aktivieren, ist immer auch das Zwerchfell beteiligt. Sehr häufig wird die Entspannung von einem tiefen Atemzug, manchmal sogar von einem Seufzer, begleitet. Das Zwerchfell nutzt jeden Gewinn an Bewegungsfreiheit, um uns mehr Luft zu verschaffen. Umgekehrt schlägt sich jegliche Verspannung im Körper im Atemmuster nieder. Körperspannung und Spannung des Zwerchfells stehen miteinander in Wechselwirkung. Mit den spiraligen Drehimpulsen der Eingangsübungen, sprechen wir die rechte und die linke Seite des Zwerchfells im Wechsel an.

Noch deutlicher ist die Wirkung auf das Zwerchfell bei einer mittigen Aktivierung. Dazu üben wir mit beiden Ellbogen gleichzeitig. Die Bewegungsabsicht richtet sich entweder auf eine ziehende oder auf eine kreisende Bewegung der Ellbogen, wie wir sie zum Beispiel vom Brustschwimmen her kennen.

- Die Übende liegt auf dem Rücken, die Arme entspannt seitlich neben dem Kopf, die Hände, wenn möglich, unter dem Kopf gekreuzt. Die Situation sollte sich für Sie ungefähr so anfühlen, als lägen Sie entspannt am Strand und lauschten in den Tag hineinträumend den Wellen hinterher.

- Für den Fall, dass es Ihnen schwer fällt, die Arme über den Kopf zu bringen, sollte sich Ihre Übungspartnerin an das Kopfende stellen. Von hier aus kann sie Ihre Unterarme in einer schmerzfreien Position halten. Wir lehnen dazu meist einfach die Unterarme der Übenden gegen unseren Brustkorb. So bleiben unsere Hände weitgehend frei. Sie können zur Entlastung auch jeweils ein Kissen unter die Ellbogen legen.

- Die Bewegung, die Sie zur Lockerung des Zwerchfells anstoßen, entspricht ungefähr der Absicht, sich mit dem Oberkörper wie bei den im Fitnesstraining beliebten Sit-ups aufzusetzen. Das bedeutet, dass Sie Ihre Ellbogen in Richtung Nabelgegend ziehen. Die Nase folgt in Richtung Unterbauch. Sie führen die Bewegung nicht aus. Ihre Partnerin muss mit den Fingerspitzen lediglich Ihren Ellbogen einen leichten Widerstand entgegensetzen, um den Bewegungsimpuls zu stoppen.
- Wiederholen Sie die Aktivierung gegen diesen sanften Widerstand so lange, bis Sie nur noch eine innere Bewegung im Bauchraum ausführen und die Arme dabei völlig entspannt lassen können.
- Ihre Partnerin sollte zumindest eine Hand frei haben, um diese in die Mitte Ihres Solarplexus zu legen. Während Sie die Aktivierung wiederholen, wird sie dort eine Art Kuhle oder entdecken, die sich während der Entspannungsphasen immer weiter trichterförmig öffnet.
- Ändern Sie die Bewegungsabsicht. Kreisen Sie innerlich mit den Ellbogen, als wollten Sie außen kleine Kuhlen in den Sand kreisen. Experimentieren Sie mit verschiedenen Kreisrichtungen.
- Die Übungspartnerin folgt mit den Fingern dem Sinken des Gewebes. Sie bleibt, auch während Sie einatmen, tief im Gewebe. Sie können den Widerstand jederzeit gut spüren. Meist sind die Übungspartner eher zurückhaltend oder zögerlich. Zeigen Sie Ihrer Partnerin, wie tief es sich für Sie am besten anfühlt.
- Das Gewebe sinkt bei den ersten Wiederholungen meist nur wenig. Nach einer gewissen Anzahl von Wiederholungen gibt es dann plötzlich sehr viel Raum frei. Der Trichter weitet sich und öffnet sich bis zur Wirbelsäule. Darauf folgt ein vertiefter Atemzug. Die Finger der Übungspartnerin sinken mit oft fast ruckartig bis zur Wirbelsäule hinunter.

Es ist nicht die Aufgabe der Übungspartnerin und sollte auch nicht ihre Absicht bestimmen, das Zwerchfell des Übenden aus eigener Kraft zu lockern. Als Rückmeldung ist es aber durchaus sinnvoll, während den Entspannungsphasen den Brustkorb oder die Zwerchfellregion leicht zu schütteln, so dass feine Vibrationen in das Gewebe geschickt werden. Der Übende erhält damit eine körperliche Information darüber, wie sehr sich das Gewebe gelockert hat.

Die Übung kann Sie in schlaftrunkene Entspannung führen. Sie lässt sich sehr gut in den Alltag integrieren. Nutzen Sie die Zeit nach dem Aufwachen, vor dem Einschlafen oder während nächtlicher Wachphasen für diese *intendons*-Variante eines Strandurlaubs.

Stellen Sie sich vor, Sie lägen am Strand und dösten vor sich hin. Sie überlegen, sich für einen Moment kurz aufzusetzen. Genau in dem Moment, in dem Sie die Bewegung ansetzen, bemerken Sie, dass Sie eigentlich viel zu faul sind, um den Impuls tatsächlich umzusetzen. Sie brechen die Bewegung ab und lassen sich umso tiefer in den Sand zurücksinken. Kreisen Sie innerlich mit den Ellbogen kleine Kuhlen in den Sand.

Die Erlaubnis zur Faulheit ist eine wichtige Botschaft. Erlauben Sie, zumindest äußerlich, nichts tun. Es bedarf allerdings weiterhin der geistigen Aktivität und der tatsächlichen inneren Bewegung.

Ohne Absicht zur tatsächlichen Bewegung – keine durchgehende Aktivierung. Ohne Erlaubnis zur Faulheit – keine innere Bewegung und keine tiefe Entspannung. Die Strandübung ist schon wegen der „Pflicht" zur Faulheit gut dafür geeignet, die emotionalen Dimensionen der inneren Berührung besser kennenzulernen.

14. Balsam für die Magengrube

Je mehr uns die Verbindung unserer Faszien mit unserem Gefühlsleben bewusst wird, desto besser können wir die Übungen auch in dieser Hinsicht verfeinern. Unsere Selbstwirksamkeit spielt dabei eine wichtige Rolle. Bei der inneren Berührung bringen wir uns selbst von innen in Bewegung. Genau genommen, geben wir den Anstoß, dass etwas in uns in Bewegung kommt. Wir bringen mit unserer Absicht, die auch schon ein Gefühl repräsentiert, unser Bindegewebe in Bewegung. Mit dem Bindegewebe kommen umgekehrt auch unsere Gefühle in Bewegung.

Der Solarplexus, oft auch als Sonnengeflecht bezeichnet, ist ein großes Nervengeflecht. Er liegt mittig, direkt unter dem Brustkorb. Er wird immer aktiviert, wenn wir uns zu etwas hingezogen fühlen oder wenn wir vor etwas zurückweichen. Einmal öffnet er sich, einmal verschließt er sich. Wenn wir Zurückweisung erfahren, fühlt sich das wie ein „Schlag in die Magengrube" an.

Die Strandübung wird zu einem Balsam für die Magengrube, wenn Sie sich bei der inneren Berührung auch auf die emotionale Landschaft des Solarplexus einstimmen.

- Kehren Sie, während Sie über das Kreisen der Ellbogen den Solarplexus sanft aktivieren, an den Punkt in Zeit und Raum zurück, an dem Ihnen in Ihrer Kindheit das erste Mal klar wurde, dass die Welt kein gerechter Ort sein kann. Spüren Sie, wie das Gefühl der Ungerechtigkeit die Spannung im Solarplexus beeinflusst. Spüren Sie den Unterschied zwischen dem Impuls bzw. dem Bedürfnis, sich vor Ungerechtigkeit zu schützen, und dem Bedürfnis, ein freier und offener Mensch zu sein. Spüren Sie, wie Sie durch die selbstwirksame Aktivierung an Freiraum gewinnen, sich zwischen diesen beiden Gefühlen zu entscheiden.

- Kommen Sie mit Ihren Gedanken wieder in das Hier und Jetzt. Wie fühlt es sich an, wenn das Zwerchfell leicht unter Spannung steht? Wie fühlt es sich an, wenn es ganz entspannt von oben nach unten und zurück gleitet?
- Wiederholen Sie die Übung solange mehrmals täglich, bis es Ihnen wie selbstverständlich auffällt, wenn die Spannung in Ihrem Zwerchfell nicht der Situation angemessen ist, in der Sie sich gerade befinden. Geben Sie Ihrem Zwerchfell immer den Freiraum, den es benötigt. Nutzen Sie Ihre Ellbogen, um diesen Freiraum zu schaffen.

Die Anleitung zur Reise in die Gefühlslandschaft bleibt absichtlich allgemein. Bei fast jedem Menschen gibt es in der Kindheit einen Moment, an dem er eine Erfahrung von Ungerechtigkeit gemacht hat oder er erleben musste, dass sein kindliches Gerechtigkeitsgefühl mit Füßen getreten wurde. Die „Schläge in die Magengrube", wie auch immer sie sich konkret gestalten, haben zur Folge, dass wir uns als Erwachsene nicht mehr so frei, spontan, ausgelassen, ungeschützt und ungezwungen bewegen wie als Kinder. Das innere Kreisen bringt das Zwerchfell in ein geschmeidiges Pulsieren. Der Atem wird freier und weicher. Die Veränderung des Atemmusters wirkt auf den gesamten Körper zurück.

15. Das Rad des Lebens

Wie das Zwerchfell ist auch unser Beckenboden an allen Bewegungen beteiligt und in alle vitalen Systeme eingebunden. Ein lebendiges Zwerchfell und ein vitaler Beckenboden spiegeln sich in der Verdauung, Ausscheidung, Entgiftung und in der Sexualität wider. Ebenso wie das Zwerchfell sollte auch der Beckenboden jeden Atemzug geschmeidig begleiten und unterstützen.

Die Wirkung der Strandübung spüren wir am deutlichsten im Solarplexus. Dies bedeutet nicht, dass die Wirkung dort beginnt oder dort endet. Dies gilt ebenso für die folgenden Übungsvorschläge. Ihre Zielregion liegt im Unterbauch bzw. im Becken. Auch hier bewirken wir durch die innere Bewegung eine emotionale Aktivierung, eine Stoffwechselaktivierung, eine hormonelle Aktivierung und eine Kreislaufaktivierung.

Um der Vielfalt und der Einheit dieser Aspekte Rechnung zu tragen, haben wir die erste Übung „Das Rad des Lebens" genannt. Sie bringt unter anderen die „lebensspendenden" Organe Gebärmutter und Prostata in ein kreisendes Pulsieren.

- Die Übende liegt entspannt auf dem Rücken. Die Beine sind angewinkelt aufgestellt. Die Fußsohlen stehen komplett und entspannt auf der Unterlage. Die Übungspartnerin legt die Hände auf die Knie der Übenden, um dort Widerstand zu geben.

- Die erste Aktivierung führt die Knie in Richtung Nasenspitze. Versuchen Sie gemeinsam den Aktivierungsgrad zu finden, bei dem der Druck der Knie gegen die Handflächen bzw. des unteren Rückens gegen die Liegefläche zu spüren ist, aber noch keine Bewegung stattfindet.

- Eventuell ist es sinnvoll, zunächst einige Male die Bewegung tatsächlich durchzuführen und dann die äußere Bewegung immer weiter zu reduzieren. Verfeinern Sie die Aktivierung so lange, bis Sie sie deren Ursprung deutlich im unteren Rücken wahrnehmen können. Der Impuls im unteren Rücken geht der Bewegung der Beine voraus.

- Aktivieren Sie nun die Knie in die entgegengesetzte Richtung. Die Knie bzw. die Fußsohlen drücken also in Richtung Zehenspitzen. Die Übungspartnerin gibt Widerstand gegen die Schienbeine. Verfeinern Sie die Aktivierung so lange, bis Sie deren Ursprung im Unterbauch wahrnehmen. Wiederholen Sie die Aktivierung, bis Sie spüren, dass der Impuls dort der Bewegung des Oberschenkels vorausgeht.

- Kombinieren Sie beide Aktivierungsrichtungen. Wechseln Sie zwischen dem inneren Anziehen und Wegdrücken der Knie. Die Übungspartnerin legt ihre Hände auf Ihre Kniescheiben. Bringen Sie die Zungenspitze an den oberen Gaumen, hinter die oberen Schneidezähne. Dadurch entspannt sich Ihre Zungenwurzel.

- Was spüren Sie in der Zunge? Wiederholen Sie solange, bis Sie fließend, fast wie im Halbschlaf, von der Aktivierung des unteren Rückens zur Aktivierung des unteren Bauches wechseln können.

Vom „Rad des Lebens" trennt Sie noch ein kleiner Schritt.

- Stellen Sie sich vor, Sie würden die Knie in einem großen Kreis führen erst zur Nasenspitze und von dort Richtung Zehenspitzen führen. Die Oberschenkel bilden die Speichen eines großen Rades, das sich über Ihren und durch Ihren Körper dreht. Die Achse des Rades befindet sich über Ihrer Nabelgegend.

- Finden Sie in einem langsamen Rhythmus, bei dem Ihnen das innere Kreisen immer geschmeidiger gelingt. Die Zungenspitze pulsiert dabei sanft von hinten gegen die oberen Schneidezähne.
- Unterkiefer, Zunge und Augen sind so locker und entspannt wie möglich. Wo spüren Sie eine Resonanz der Aktivierung?
- Wechseln Sie die Bewegungsrichtung. Vertiefen Sie sich in den großen Kreis, den Rhythmus und die Entspannung. Sie benötigen immer weniger Konzentration. Schließlich reicht Ihre Aufmerksamkeit aus, um das Rad in Bewegung zu halten. Es dreht sich immer leichter und immer müheloser.

Rechnen Sie damit, dass sich während der Übung nicht nur Ihr Körper, sondern auch Ihre Gefühle verändern. Das große Rad bringt Sie zurück in den Kreislauf des Lebens. Das Aktivierungsmuster, das Sie gerade erleben, entspricht dem so genannten „Kleinen Energiekreislauf", der in fast allen Qi-Gong-Traditionen und auch in vielen anderen östlichen Meditationsformen eine wichtige Rolle spielt.

Die Aktivierung versetzt die Gebärmutter bzw. die Prostata in eine gleitende Bewegung. Alle Organe des Unterbauches profitieren von diesem Impuls. Die innere Bewegung kann die Produktion von Körperflüssigkeiten anregen, die das Gleiten noch weiter verbessern. Ein Zeichen dafür ist ein vermehrter Speichelfluss. Schlucken Sie in diesem Fall den Speichel kräftig hinunter. Er wird Ihre Verdauung fördern und den Stoffwechsel weiter anregen.

- Das "Rad des Lebens" gewinnt an Intensität, wenn die Übungspartnerin der Gewebeentspannung mit den Händen folgt. Im ersten Schritt legt die Partnerin eine Hand, möglichst weich, warm und entspannt auf den Unterbauch. Die andere Hand bleibt weiter auf den Knien.

- Die Partnerin kann gleichzeitig an beiden Knien den Widerstand aufrechterhalten, indem sie statt ihrer Hand ihren Unterarm quer über beide Kniescheiben legt. Die Hand auf dem Unterbauch sinkt mit den Wellen des inneren Kreisens immer tiefer. Oft spürt die Übende so viel besser, wie stark die innere Bewegung im Unterbauch ist.

Sehr häufig wünschen sich die Übenden mehr Druck auf den Unterbauch als es ihre Übungspartnerinnen vermuten. Bauen Sie als Übungspartnerin den Gegendruck so weit wie möglich aus den Faszien und aus der Körpermitte heraus auf. Die Aktivierung gelingt am besten gegen einen gleichermaßen stabilen wie flexiblen Widerstand. Wenn Sie mit dieser Kontaktqualität halten, bleiben die Übenden fast automatisch mit Ihrer Aufmerksamkeit unter Ihrer Hand.

Mit der Anzahl der Wiederholungen vertieft sich die Entspannung. Auch hier sind die Veränderungen anfangs kaum spürbar. Das befreiende Loslassen kommt meist plötzlich. Es zieht sich quer durch das Gewebe. Ein tiefer Atemzug begleitet das Schmelzen. Die Organe im Unterbauch haben neu zueinander gefunden. Egal, was die Anspannung körperlich oder seelisch bedeutet haben mag und was sie verursacht hat, sie hat über das innere Kreisen einen Weg gefunden, um sich aufzulösen.

- Die Übungspartnerin kann auch beide Hände zur Rückmeldung einsetzen. Dies setzt voraus, dass die Übende keinen Widerstand an den Knien oder Füßen mehr benötigt. Die Partnerin schiebt die zweite Hand auf der Höhe der Lendenwirbelsäule unter den Rücken der Übenden. Sie folgt dem „Rad des Lebens“ nun mit beiden Händen. Die innere Bewegung wird dadurch für die Übende noch deutlicher spürbar.

Beim „Rad des Lebens" öffnen wir die Tür zu einer meist sehr vielfältigen Gefühlslandschaft. Dazu gehören unsere Gefühle zur Sexualität und Generativität, unsere Ängste, unsere Instinkte, unsere Glaubenssätze und unsere Überlebensstrategien. Sehr oft treffen wir hier auch auf Spuren, die Operationen, Demütigungen, Verletzungen, Gewalt und Missbrauch in uns hinterlassen haben.

Auf dem Weg zum „KörperMitGefühl" gilt die Regel, dass der Übende bestimmt, an welchen Stellen er üben möchte. Seine Neugier und sein Interesse bestimmen den Weg. Der Übungspartner ist sein Wegbegleiter. Die Übernahme der Selbstverantwortung und die Erfahrung der Selbstwirksamkeit tragen entscheidend dazu bei, dass der Übende sich in seinem Körper neu zu Hause fühlen kann.

16. Das Meer teilt sich

Der nächste Übungsvorschlag bringt Sie noch stärker in Kontakt mit Ihrer Gebärmutter bzw. mit Ihrer Prostata. Die Lage der Organe verändert sich zum Teil ruckartig. Die Lageveränderung entsteht ausschließlich aus der inneren Eigenbewegung. Das Auf- und Abgleiten unter dem Nabel ist oft sehr deutlich zu spüren.

Der Name der Übung soll einmal mehr Ihre Vorstellungskraft anregen: „Das Meer teilt sich". Für den ersten Schritt ist das Bild eines sich teilenden Meeres noch weniger wichtig. Wir wiederholen die Übung „Das Rad des Lebens", allerdings mit einem größeren Fokus auf die Eigenbewegung von Gebärmutter und Prostata.

- Setzen Sie die Übung "Das Rad des Lebens" fort. Das innere Rad dreht sich mühelos. Die Aktivierung reicht über die Zungenwurzel bis zur Zungenspitze. Die Augen entspannen sich wie große Murmeln in ihren Höhlen. Sie wiegen wie zwei Bojen auf den sanften Wellen der Aktivierung.

- Die Übungspartnerin hält eine Hand auf Ihrem Unterbauch. Sie kann die zweite Hand nutzen, um einzelne Körperstellen (Schulter, Brustbein, Beckenknochen, Knie) beim Entspannen sanft auf die Unterlage zu drücken. So unterstützt sie die Durchgängigkeit der inneren Bewegung.

- Die Übungspartnerin konzentriert den sanften Druck auf jene Stelle zwischen Nabel und Schambein, an der sie besonders tief einsinken kann. Sie kann dafür den Handballen, mehrere Finger zusammen, die Handkante, Knöchel oder bei entsprechender Übung sogar den Ellbogen verwenden. Entscheidend ist, dass der Druck sehr präzise und sehr fein an die innere Bewegung angepasst wird.

- Folgen Sie mit Ihrer Aufmerksamkeit der Gewebeentspannung in die Tiefe und der inneren Kreisbewegung Richtung Kopf. Aus dieser Richtung macht sich ein etwas stärkerer Bewegungsimpuls bemerkbar. Dieser geht von der Gebärmutter aus.
- Die Übungspartnerin folgt mit ihrer Hand (Handballen, Knöchel, Kante) möglichst präzise und fein dieser Bewegung, ohne selbst Druck auszuüben. Anfangs gibt sie etwas mehr Widerstand. Zeigen oder sagen Sie ihr, wann und wie stark sie dagegen halten sollte, damit Sie die Gleitbewegung am besten spüren können.
- Experimentieren Sie mit unterschiedlichen Aktivierungen, indem Sie Stärke, Rhythmus, Richtung und eventuell auch Tiefe der Aktivierung variieren. Danach schwingen Sie sich auf eine möglichst tiefe und ruhige Welle bzw. Kreisbewegung ein.
- Die Übung mag Sie auch Offenheit und Absichtslosigkeit lehren. Die Wahrscheinlichkeit, dass die Gebärmutter Ihre Lage verändert, sinkt in dem Maße, in dem Sie ihre Absicht genau darauf ausrichten. Das Gewebe entspannt sich dann optimal und kommt in ein rhythmisches Pulsieren, wenn die Aufmerksamkeit auf die Geschmeidigkeit der Welle ausgerichtet bleibt. Ob, wann und wie es zu einer plötzlichen und danach meist nachhaltigen Lageveränderung der Gebärmutter kommt, ist nicht voraussagbar. Sie werden den Moment, in dem es geschieht, jedoch deutlich spüren.

Nach dem tiefen Entspannungsruck gleitet die Gebärmutter meist höher in Richtung Kopf und tiefer in Richtung Rücken. Nachdem die Spannungen gelöst sind, „federt" die Gebärmutter in eine optimale Position zurück.

Für die Übung ist die Zusammenarbeit mit einer Partnerin, wie wir bereits dargestellt haben, hilfreich, aber nicht zwingend notwendig. Sie können die Übung in jeder Körperhaltung, jederzeit und überall durchführen und dadurch mit minimalem Aufwand eine sehr große Wirkung erzielen.

Auch die so genannte „evidenzbasierte“ medizinische Forschung sieht etliche Hinweise darauf, dass sich über die Verfeinerung der „Präkontraktion“ des Beckenbodens, wie sie etwa kurz vor dem Husten stattfindet, eine positive Wirkung auf den Beckenboden ausüben lässt (Junginger 2009). Der Trainingseffekt auf den Beckenbodens allein durch isolierte An- und Entspannung der Beckenbodenmuskeln wird dagegen eher überbewertet.

Als Partner eines männlichen Übenden legen Sie die Hand auf denselben Bereich wie bei einer weiblichen Übenden. Allerdings ändert sich die Richtung des Widerstands. Ausgehend von der trichterförmigen Vertiefung, in die die Hand beim Entspannen leicht einsinkt, drücken Sie in Richtung Schambein in die Tiefe. Bei Lösung der Gewebespannung folgt die Prostata einem Impuls, der sie leicht von unten gegen das Schambein presst. Diesen Druck können viele Männer gut spüren. Bestenfalls können Sie die kreisende Bewegung Ihrer Prostata, etwa wie das Kreisen eines Gummiballs, unter Ihrem Schambein wahrnehmen. Ihr Übungspartner kann die Wahrnehmung verstärken, in dem er den Gegendruck dem Rhythmus der Kreisbewegung anpasst.

Es provoziert sehr unterschiedliche Emotionen, wenn wir uns mit unserem Unterleib beschäftigen. Alle unsere, wie auch immer damit verbundenen Empfindungen sind Teil der emotionalen Landschaft unseres Beckens. Mit der Übung „Das Meer teilt sich“ springen wir mitten hinein in diesen Ozean des „KörperMitGefühls“.

Für den Ablauf der Übung spielt es keine Rolle, ob Sie männlich oder weiblich sind.

- Die Übungspartnerin legt dort Ihre Hand zwischen Nabel und Schambein des Partners, wo diese leicht in das Gewebe einsinken kann. Um möglichst präzise der Eigenbewegung Richtung Wirbelsäule folgen zu können, kann sie auch zwei oder drei Fingerkuppen aufsetzten.

Bei der Übung „Das Meer teilt sich" arbeiten wir statt mit einem mit zwei „Rädern des Lebens". Beide Räder drehen sich gleichzeitig in unterschiedlichen Positionen.

- Die Achse des ersten Rades liegt wie bisher irgendwo quer über der Nabelgegend. Die Achse des zusätzlichen, zweiten Rades liegt weiter unten Richtung Knie. Sie können die Kreisbewegung dieses Rades anstoßen, indem Sie die Absicht aufbauen mit den Knien zwischen Becken und Zehenspitzen zu kreisen.

- Stoßen Sie beide Räder gleichzeitig an. In Ihrer Vorstellung kreisen die Knie in zwei getrennten Kreisläufen gleichzeitig zum Kopf und zu den Zehenspitzen. Ihr Faszienschwarm kann innerlich, wie hier deutlich wird, viel mehr Bewegungsabsichten umsetzen, als äußerlich möglich sind.

- Kombinieren Sie die beiden Kreise so, dass Sie sich von der daraus resultierenden inneren Bewegung optimal entspannt fühlen. Experimentieren Sie mit verschiedenen Achsen, Durchmessern, Laufrichtungen und Geschwindigkeiten der Räder. Sie können sich die zwei Räder als zwei Zahnräder vorstellen, die ungefähr drei Finger breit unter Ihrem Nabel ineinander greifen.

- Führen Sie schließlich die beiden Aktivierungskreisläufe in Ihrem Unterbauch so zusammen, dass dort eine Art Wasserscheide entsteht. Der eine Kreislauf nach oben und der andere Kreislauf nach unten trennen sich an dieser Stelle wie zwei Ströme aus einer gemeinsamen Quelle.

- Halten Sie die sich teilende Quelle mit immer weniger Anstrengung am Sprudeln. Lassen Sie die Zungenspitze entspannt am oberen Gaumen mitpulsieren. Schwimmen Sie in der Brandung.

Während Sie mit Kreisen beschäftigt sind, gewinnt Ihre Prostata bzw. Ihre Gebärmutter mit jeder Wiederholung mehr Spielraum für eine Lageveränderung. Oft bemerkt die Übungspartnerin die Veränderung als erste. Der Trichter unter ihrer Hand vergrößert sich. Das Gewebe öffnet sich nach allen Seiten. Die Lendenwirbelsäule sinkt in Richtung Unterlage. Können Sie eine Veränderung der Temperatur im Unterbauch wahrnehmen? Was verändert sich emotional?

Die Übung kann auch von Menschen durchgeführt werden, denen Prostata bzw. Gebärmutter entfernt wurde. Die körperlichen und emotionalen Erfahrungen, die mit den Eingriffen in Zusammenhang stehen, haben sicher Spuren hinterlassen. Lassen Sie sich von Ihrem „KörperMitGefühl" leiten. Bleiben Sie behutsam in Kontakt mit sich selbst.

17. Kniekreisen

Unser Körper ist dreidimensional. Wenn wir die Richtung einer Bewegung nur ein wenig ändern, ändert sich das gesamte Aktivierungsmuster. Wir können in unserem Alltag ziemlich viele Bewegungen gleichzeitig ausführen. Unser Faszienschwarm möchte jede noch so komplizierte Bewegungsabsicht optimal unterstützen. Er liebt es, vor interessante Aufgaben gestellt zu werden. Er ist lebenslang dazu in der Lage, neue Muster auszuprobieren und zu integrieren. Genau das erhält ihn am Leben.

Sie erfreuen Ihren Faszienschwarm am besten dadurch, dass Sie mit unterschiedlichen, vielfältigen und zunehmend komplexen Bewegungsabsichten spielerisch experimentieren.

Bei *intendons* können wir wie in der vorigen Übung auch Bewegungsabsichten innerlich umsetzen, die als äußere Bewegungen gar nicht möglich sind. Sie können das „Rad des Lebens" problemlos so groß werden lassen wie ein Riesenrad. Sie können die Knie wie Satelliten um die Erde um Ihren Körper kreisen lassen. Ihr Körper weiß, wie die Aktvierung dazu aussieht.

Beim Kreisen mit den Knien ist dies ähnlich. Wir gehen zunächst von einer alltäglichen Bewegung aus: Wir kreisen die Knie wie beim Brustschwimmen. Daraus ergeben sich viele weitere Möglichkeiten, schwungvolle Bewegung in den Unterbauch zu bringen. Die Absicht zum Kniekreisen spricht noch stärker als die vorigen Übungen die Bereiche rechts und links der Gebärmutter und rund um die Eierstöcke bzw. die Bereiche rechts und links der Prostata an.

- Der Übende liegt auf dem Rücken. Er stellt die Beine wie beim "Rad des Lebens" angewinkelt hoch. Die Fußsohlen stehen mit der ganzen Fläche auf der Unterlage. Die beabsichtigte Bewegung ist ein synchrones, gegenläufiges Kreisen der Knie, wie wir es vom Brustschwimmen her kennen.
- Die Übungspartnerin hält die Knie zunächst fest. Danach kann sie wie beim „Rad des Lebens" beide Knie gleichzeitig mit einem Unterarm bremsen. Die freie Hand legt sie auf den Unterbauch des Übenden, knapp oberhalb des Schambeins.
- Achten Sie darauf, die innere Kreisbewegung nicht zu schnell oder zu kräftig anzusetzen. Der Impuls erfolgt gleichmäßig aus dem Bauch heraus. Falls dies zu Beginn noch schwer fällt, versuchen Sie zunächst eine Aktivierung in die vier Himmelsrichtungen. Ziehen Sie beide Knie in Richtung Kopf, auseinander, in Richtung zu den Füßen, zusammen, und wieder in Richtung Kopf.
- Dann gehen Sie immer mehr in das Kreisen über. Wechseln Sie die Richtung. Welche Kreisrichtung empfinden Sie als runder und müheloser?
- Der an den Knien spürbare Impuls wird mit der Zeit immer schwächer. Konzentrieren Sie sich auf die Kreisbewegung des Gewebes im Unterbauch. Die Faszien bereiten die Kniebewegung synchron zu den Knien mit jeweils einer inneren Kreisbewegung auf der linken und einer inneren Kreisbewegung auf der rechten Seite vor.
- Sobald Sie die Kreisbewegung auch ohne den Widerstand an den Knien anstoßen können, legt Ihre Übungspartnerin einen Handballen auf Ihren rechten und einen Handballen auf Ihren linken Unterbauch. Die Fingerspitzen zeigen in Richtung Kopf.
- Die Übungspartnerin folgt den inneren Kreisbewegungen, als wären ihre Handflächen zwei Bojen auf den Wellen des Ozeans. Die inneren Impulse stupsen die beiden Bojen von innen nach

oben. Stellen Sie sich Ihr Gewebe als einen spielenden Seehund vor, der einen Ball mit seiner Nase aus dem Wasser stupst.

- Variieren Sie die Übung. Kreisen Sie die Knie gegeneinander versetzt. Kreisen Sie nur ein einzelnes Knie.

18. Die doppelte Waschmaschine

Die Übung „Die doppelte Waschmaschine" kombiniert die Bewegungsabsicht zum Kreisen der Knie mit der Bewegungsabsicht zum Kreisen der Ellbogen. Sie initiieren je eine innere Kreisbewegung im Oberbauch und eine innere Kreisbewegung im Unterbauch. Mit der „doppelten Waschmaschine" können Sie Ihre Verdauungsorgane jederzeit und überall in eine kräftige, gleitende Bewegung bringen.

Ist die „doppelte Waschmaschine" erst einmal am Laufen, benötigt die Übung sehr wenig Aufmerksamkeit. Die inneren Kreisbewegungen sind für manche Übenden durch die Wellen des Beckenbodens, die gegen die Sitzfläche pulsieren, im Sitzen besser zu spüren als im Liegen.

Am schönsten ist „Die doppelte Waschmaschine" während einer auch äußeren Ruhepause im Liegen. Sie hilft aber auch dabei, in Stresssituationen in Kontakt mit dem Bauchgefühl zu bleiben. Als Einschlafritual führt Sie die Übung zurück zu sich selbst und in Ihren Körper. Als Aufstehhilfe spült sie Sie aus den Traumgewässern an den Strand der Tageswirklichkeit. Wenn Sie nachts öfter aufwachen, hält Sie „Die doppelte Waschmaschine" vom Nachdenken und von unnützem Grübeln ab. Sie lenkt das Blut zum Bauchhirn statt zum Kopfhirn. Sie unterstützt damit sowohl die körperliche als auch die seelische Reinigung.

- Stellen Sie in Rückenlage wie zuvor die Beine angewinkelt auf. Legen Sie beide Arme verschränkt unter Ihren Kopf. Falls dies nicht möglich ist, legen Sie ein Kissen unter oder lassen Sie die Arme seitlich liegen: Entspannt am Strand.

- Der Übungspartner legt einen Unterarm über Ihre Knie. Mit der freien Hand hält er sanft gegen eine der Ellbogenspitzen.
- Aktivieren Sie zunächst die Kreisbewegung mit den Knien, danach die Kreisbewegung mit den Ellbogen. Kreisen Sie synchron mit Knien und Ellbogen. Wie beim Brustschwimmen sind Beinschlag und Armzug aufeinander rhythmisch abgestimmt.
- Der Übungspartner legt nun eine Handfläche auf Ihren Solarplexus und die andere Handfläche auf den Unterbauch. Er folgt Ihren inneren Kreisbewegungen, als wären seine Hände zwei Bojen auf den Wellen des Ozeans.
- Ihre Zungenspitze pulsiert locker entspannt hinter den oberen Schneidezähnen.

„Die doppelte Waschmaschine“ hat meditative Qualitäten. Beide Partnerinnen können die Augen schließen. Wechseln Sie die Richtung der Kreisbewegungen und gegebenenfalls auch die Geschwindigkeit und die Impulsstärke. Wechseln Sie außerdem fließend zur Übung „Rad des Lebens“ und zur Übung „Das Meer teilt sich“.

Je feiner und spielerischer Ihnen die Aktivierung gelingt, desto intensiver spülen die Wellen durch Ihren Bauch. Der untere Rücken entspannt sich und sinkt tiefer auf die Unterlage.

- Wiederholen Sie die Übung ohne Partnerunterstützung.
- Wiederholen Sie die Übung im Sitzen und im Stehen.
- Wiederholen Sie die Übung in einer anderen Körperhaltung.
- Wiederholen Sie die Übung im Bett.
- Wiederholen Sie die Übung möglichst oft im Alltag.

19. Der Zufallsgenerator

Die Übung „Der Zufallsgenerator" ist ein spielerischer Test, wie weit und fein Sie sich schon spüren können. Sie regt auch dazu an, noch weiter über die Resonanz in der Partnerarbeit nachzudenken. Die Übungspartner stehen sich weder neutral noch austauschbar gegenüber. Die Zusammenarbeit gleicht einem Verschmelzen von zwei Schwärmen. Es ist nicht auszumachen, wo ein Impuls beginnt. Die Schwärme tanzen.

Der Zufall spielt für die Schwarmintelligenz eine wichtige Rolle: „Die Angehörigen des Schwarms ... verhalten sich in einem gesunden Umfang unberechenbar" (Miller 2010, S. 252). In der folgenden Übung übernimmt der Übungspartner die Rolle eines „Zufallsgenerators".

- Der Übungspartner legt einen oder mehrere Finger spontan auf eine beliebige Stelle auf Ihrem Bauch. Wenn er möchte kann er auch etwas tiefer im Gewebe ansetzen. Seine Berührung markiert die jeweilige Stelle sanft, aber präzise.
- Nutzen Sie Knie oder Ellbogen, um den Berührungspunkt anzusteuern. Der Druck aus Ihrem Innern sollte die Hand des Übungspartners nach oben drücken.
- Falls Sie den Druck noch eher aus den Bauchmuskeln als aus dem Gewebe darunter heraus aufbauen, wiederholen die Aktivierung so lange, bis die Muskelspannung deutlich nachlässt. Achten Sie auf eine komplette Entspannung in den Aktivierungspausen. Lassen Sie den Atem fließen.
- Steuern Sie den Berührungspunkt von verschiedenen Seiten an: von oben, von unten, von links und von rechts. Variieren Sie auch

die Qualität der inneren Berührung: von langsam zu schwungvoll, pulsierend, stupsend, streichend oder kreisend.

- Als Übungspartner bleiben Sie so lange an einer Stelle, bis Sie spüren, dass Ihre Hand die Position wechseln möchte. Überlassen Sie Ihrer Hand die Führung. Eventuell hatte im selben Moment der Übende genau dieselbe Idee für den Wechsel des Berührungspunktes. Halten Sie das Spiel für sich selbst offen und unberechenbar. Überlassen Sie sich dem Zufall.
- Manchmal landet Ihr Übungspartner genau knapp neben der Stelle, die Sie sich gewünscht hätten. Oder der Druck ist eine Idee zu schwach oder zu stark. Oder es müsste einen Millimeter tiefer sein, um sich absolut perfekt anzufühlen. Geben Sie darüber Rückmeldung. Arbeiten Sie zusammen. Helfen Sie dem Zufall auf die Sprünge.

Nehmen Sie sich nach einer längeren Übungssequenz Zeit, um sich über ihre Erfahrungen auszutauschen. Sprechen Sie über Ihre Empfindungen und Wahrnehmungen. Für Ihren Übungspartner kann es sehr motivierend und lehrreich sein, wenn Sie ihm mitteilen, was Ihnen besonders gut gefallen hat, und wodurch Sie sich besonders gut unterstützt fühlten.

Für den Übungspartner ist die „intelligente Faulheit", wie wir sie empfehlen, zu Beginn oft noch sehr ungewohnt. Die Erfahrung, dass der absichtliche Zufall den Übungserfolg fördert, ist ein weiterer Lernschritt in der Richtung, einer Intelligenz zu vertrauen, die nicht unsere individuelle ist.

Oftmals spüren die Übenden wenig Bedürfnis, darüber zu reden, mit welchen Emotionen sie während der Übung in Berührung gekommen sind. Wie bei unseren Träumen erzählen wir nicht alle davon gerne weiter. Einige Träume behalten wir lieber für uns. Manche Träume haben wir beim

Aufwachen schon wieder vergessen, weil sich das Thema durch das Träumen für uns bereits erledigt hat. Wenn Sie das Bedürfnis zur reden haben, sprechen Sie zunächst über alles, was Ihnen hilft, in der inneren Berührung genauer und feiner zu werden.

Die sich hier anschließenden Übungsvorschläge sollen Ihnen ermöglichen, den höchst möglichen Grad an Genauigkeit in der Aktivierung zu erreichen.

20. Die Schlangenkraft wecken

Im Yoga gibt es eine spezielle Übungsrichtung, die die Menschen dazu anleiten möchte, die so genannte „Schlangenkraft“ oder „Urkraft Kundalini“ (Brucker 2010) zu meistern. Das Kundalini-Yoga ist eine „tantrische“ Praxis, die von den Praktizierenden und Lehrern oftmals als geheimnisvoll, mystisch, exklusiv und heilig, aber auch als gefährlich, beschrieben wird. Sie verspricht Erleuchtung, ekstatische Vereinigung mit dem Göttlichen oder auch die Erschließung nicht versiegender kosmischer Energiequellen.

Beim Kundalini-Yoga spielt die Wirbelsäule als Kanal zwischen den einzelnen Energiezentren eine wichtige Rolle. Die Kundalini-Kraft soll in einer oder mehreren Spiralen von unten nach oben durch die Energiezentren geführt werden. Die „Innere Alchemie“ des Taoismus basiert auf ähnlichen Praktiken (Chia 2006).

Dass wir auch eine *intendons*-Übungsfolge mit der Schlangenkraft in Verbindung bringen, hat zwar auch mit den tantrischen Praktiken zu tun, aber zunächst einen ganz unmittelbaren Anlass. Der Name führt uns direkt zu den für die Übung zentralen Aktivierungsmustern: Die Absicht, die Zunge wie eine Schlangenzunge zu bewegen, verhilft uns zu einer sehr präzisen Aktivierung der Faszien.

Bei der „doppelten Waschmaschine“ liegen die Schalter für die beiden „Waschtrommeln“ in den Knien und den Ellbogen. Der Schalter für die Schlangenkraft ist die Zunge.

Auch das Bild der Resonanz, die ein Instrument zum Klingen bringt, ist zum Verständnis der *intendons*-Schlangenkraft hilfreich. Die Vibrationen des Holzblättchens im Mundstück der Klarinette übertragen sich auf die Luftsäule im Instrument. Bei der *intendons*-Schlangenkraft entspricht die Zunge dem Holzblättchen und der Faszienschwarm entspricht der Luftsäule.

Bei den inneren Kreisbewegungen der „doppelten Waschmaschine" schwingen im Oberbauch das Zwerchfell und im Unterbauch der Beckenboden als Resonanzböden mit. Wenn Sie Ellbogen und Knie synchron bewegen, spannen und entspannen sich diese zusammen mit Zwerchfell und Beckenboden in einem gemeinsamen Rhythmus. Sowohl in den Ellenbeugen als auch in den Kniekehlen befinden sich Faszienplatten. Analog zu den Resonanzböden in Instrumenten oder Trommelfellen, müssen diese nur leicht angestoßen werden, um eine Schwingung zu verstärken. Bei der Arbeit mit der Schlangenkraft nutzen wir die Wechselwirkung unserer Resonanzböden für eine punktgenaue Aktivierung an beliebigen Körperstellen.

Die Osteopathie verwendet ein Modell, nach dem im Körper horizontal übereinander liegende fasziale Resonanzböden, so genannte Diaphragmen, aufeinander reagieren und sich gegenseitig regulieren (vgl. Speece et al. 2003, S. 148ff.; Reihenfolge von unten nach oben; deutsche Ergänzungen durch den Autor):

- 1. Plantarfaszie (Fußsohle)
- 2. Kniekehle
- 3. Diaphragma pelvis (Beckenboden)
- 4. respiratorisches Diaphragma (Zwerchfell)
- 5. obere Thoraxapertur (vordere Halsfaszien usw.)
- 6. subokzipitales Dreieck (Dreieck der Nackenmuskulatur)

- 7. Tentorium Cerebelli (Kleinhirnzelt, das dachartig die hintere Schädelgrube überspannt und so Groß- und Kleinhirn voneinander trennt)
- 8. Diaphragma sellae (überspannt die Hypophyse und trennt diese dadurch vom Gehirn)

Für die "Kunst der inneren Berührung" ist es entscheidend, dass wir die Resonanz zwischen diesen Ebenen für eine immer zielgenauere und feinere Aktivierung nutzen. Wir werden dabei auch Resonanzböden miteinbeziehen, die hier nicht genannt sind. Betrachten Sie Ihr Bindegewebe als eine Harfe, bei der alle Saiten zueinander in Resonanz treten können. Die dabei möglichen Muster sind vielfältig.

Beim Beckenbodentraining spielt etwa die Resonanz zwischen dem Mundboden und dem Beckenboden eine große Rolle. Im Qi Gong wird über die Hand- und die Fußflächen das Energiezentrum unter dem Nabel aktiviert. Bei der craniosacralen Therapie geht die Aktivierung vor allem von der Schädelbasis und vom Kreuzbein aus.

Für die *intendons*-Schlangenkraft nutzen wir wie gesagt die Zunge als Ausgangspunkt. Die Aktivierung der Zungenspitze bringt die „doppelte Waschmaschine" zum Beispiel noch geschmeidiger auf Touren.

Was unterscheidet eine Schlangenzungenspitze von einer menschlichen Zungenspitze? Die Schlange verfügt über zwei getrennte Zungenspitzen, die sie unabhängig voneinander bewegen kann. Bei uns Menschen sind die beiden Zungenflügel zusammengewachsen. Für unseren Faszienschwarm sind die beiden Flügel dagegen immer noch frei gegeneinander beweglich.

- Stellen Sie sich Ihre Zunge als in der Mitte geteilt vor. Wie weit reicht die Teilung? Bereiten Sie im Faszienschwarm das Spreizen der Zunge vor. Bewegen Sie beide Zungenflügel innerlich gegeneinander auf und ab. Kreisen Sie mit den Zungenflügeln symmetrisch, wie beim Brustschwimmen, nach außen und innen.

Sobald Sie die voneinander unabhängige innere Bewegung der Zungenflügel beherrschen, können Sie „die doppelte Waschmaschine" mit einem Kreisen der Zungenflügel begleiten.

- Wiederholen Sie die Übung „Die doppelte Waschmaschine". Zunächst richtet sich Ihre Absicht darauf, Ellbogen und Knie in eine Kreisaktivierung zu versetzen. Der erste Bewegungsimpuls dazu sollte ausreichen, um den Bauch in eine doppelte innere Bewegung zu bringen. Sobald die Gewebe im Ober- und im Unterbauch geschmeidig kreisen und Sie nur noch eine minimale Intention benötigen, um die Aktivierung am Laufen zu halten, lenken Sie Ihre Aufmerksamkeit auf Ihre Zungenflügel.

- Dehnen Sie die Bewegungsabsicht auf die Zunge aus. Die beabsichtigte Bewegung führt die beiden Zungenflügel parallel zur Bewegung der Ellbogen und Knie im Mund nach oben, nach außen, an den Innenseite der Backen nach unten und dort wieder zusammen.

- Bei umgekehrter Bewegungsrichtung würden die Zungenflügel entsprechend in die andere Richtung kreisen. Achten Sie auf einen lockeren Kiefer.

Die Aufgabe der Übungspartnerin beschränkt sich darauf, die Hände sanft auf Oberbauch und Unterbauch zu legen.

Häufig kommt es bei der Übung zu einer vermehrten Produktion von Speichel. Das ist ein Zeichen dafür, dass der

Stoffwechsel und der Hormonhaushalt auf die Aktivierung reagieren.

Die Übung eignet sich sehr gut dafür, ein Gefühl für die beteiligten Resonanzböden und deren Zusammenwirken zu entwickeln. Sie können dazu auch eine Art Körperreise unternehmen und einfach den Körper von den Fußsohlen bis zum Scheitel Ebene für Ebene durchspüren.

- Wo im Körper können Sie eine Resonanz des Kreisens spüren?
- Was spüren Sie zum Beispiel hinter den Augäpfeln, im Kiefergelenk, im Unterbauch?
- Üben Sie so lange, bis Sie über die Bewegungsabsicht der Zunge, sehr schnell und präzise das gesamte Muster aktivieren können. Starten Sie das „Waschprogramm" über Ihre Zungenflügel.

Die Resonanzebenen spielen sich mit der Zeit immer besser aufeinander ein. Beginnen oder beenden Sie Ihren Tag mit einigen Runden der „doppelten Waschmaschine". Durch die Aktivierung über die Zungenflügel gelingt die Übung im Sitzen, im Stehen oder in jeder beliebigen Position. So können Sie jederzeit und überall Ihren gesamten Bauchraum und darüber hinaus alle Diaphragmen in Ihrem Körper zum Pulsieren bringen.

- Mit welchen Gefühlen ist die durchgehende Aktivierung über die Zungenflügelspitzen verbunden?
- Verändert sich während der Praxis Ihre „Stimmung"?

Wenn Sie sich durch die Übung vitaler, frischer, verbundener, offener, durchströmter oder „energetisierter" fühlen, machen Sie eine Erfahrung, von der auch die tantrischen Praktiker in Bezug auf die Schlangenkraft berichten.

Die *intendons*-Schlangenkraft kann so durchaus auch als eine Spielart des Kundalini-Yoga interpretiert werden. Während die östlichen Meditationspraktiken die faszialen Resonanzböden als Energiezentren betrachten und auch als solche ansprechen, gilt unsere Aufmerksamkeit dagegen den real spürbaren, inneren Bewegungen und Schwingungen dieser Ebenen.

Bevor Sie immer besser lernen, das Gewebe über unterschiedlichste Orientierungshilfen, wie sie auch die Zunge darstellt, zu aktivieren, möchten wir auf einen wichtigen Punkt hinweisen: Selbst wenn Sie genau dieselbe Stelle im Körper ansteuern, fühlt sich die innere Berührung je nachdem, wie Sie sie einleitet haben, komplett anders an. Die Ansteuerung über die Knie kommt gefühlt eher aus dem Rücken, die Ansteuerung über die Ellbogen eher über die Vorderseite. Die Ansteuerung über die Zunge erzeugt wiederum eine ganz andere Qualität. Eine Schraube können Sie dagegen nur nach links oder rechts drehen. Der Faszienschwarm ist keine Schraube, sondern eine lebendige, plastische und oszillierende Intelligenz. Wie viele unterschiedliche Arten gibt es, einen einzelnen Fisch eines Schwarms anzustupsen und wie viele Möglichkeiten hätte der Schwarm, darauf zu reagieren?

21. ZweiPinselLachYoga mit Tupfen und Küssen

Die Namen der Übungen sollen möglichst gute Eselsbrücken zu den Inhalten herstellen. Sie sind nicht darauf angelegt, begriffliche Eindeutigkeit herzustellen. Die manchmal mehrdeutigen Wortspielereien sind kein Zufall. Obwohl den meisten von uns klar ist, dass wir den Umgang mit unserem Körper im mehrfachen Sinn des Wortes „spielerisch" erlernt haben, scheinen wir das Vertrauen in seine Spielfreude und seine Spielintelligenz im Laufe unseres Lebens wieder sehr schnell zu verlieren. Die Qualität des Spielerischen, des Experimentellen, des Entdeckens, des Staunens und des Zufälligen führen in Sport, Fitness, Wellness, Körperarbeit und Körpertherapie eher ein Nischendasein. Es geht meist eher darum, alles richtig zu machen und am Ende den Sieg davon zu tragen.

Die Leichtigkeit unserer Bewegungen speist sich aus der Geschmeidigkeit unserer Faszien. Emotional resultiert sie aus unserer Unbeschwertheit. Die Geschmeidigkeit unseres Bindegewebes verbessert sich gerade nicht durch die Steigerung unserer Anstrengungen, sondern dadurch, dass wir ihr Potential besser nutzen. Deshalb können wir auch durch Yoga, Qi Gong oder ähnliche Übungsprogramme die Leistungsfähigkeit unseres Körpers deutlich erhöhen.

Das „ZweiPinselYoga" entstand aus der Absicht, Yoga-Übenden einen interessanten und lustigen Einstieg in die innere Bewegung zu ermöglichen. Es eignet sich auch sehr gut dazu, die Einstiegsschwelle für die Übungspraxis niedrig zu halten und deren Kern spielerisch „auf den Punkt" zu bringen.

Wir benutzen unsere Zungenspitze wie eine Pinselspitze beziehungsweise unsere beiden Zungenflügelspitzen wie zwei Pinselspitzen. Für die Übung benötigen Sie zwei Malpinsel. Falls Sie keine zur Hand haben, reicht es auch aus, sich diese vorzustellen. Wir sitzen für die Übung am liebsten im Schneidersitz. Dann wirkt sie auf den ersten Blick tatsächlich wie eine Yoga-Übung.

- Sitzen Sie möglichst bequem. Sie dürfen sich nach hinten gegen die Lehne oder in einem Sessel sogar tief in die Polster sinken lassen. Entscheidend ist, dass Sie beide Arme entspannt, mit den Handflächen nach oben, auf Ihren Oberschenkeln ablegen.
- Halten Sie in jeder Hand je einen Malpinsel locker zwischen den Fingern.
- Stellen Sie sich vor, Sie würden im nächsten Moment damit beginnen, mit beiden Pinselspitzen gleichzeitig je eine Linie gleichmäßig um sich herum zu ziehen. Dazu darf die Bewegung nicht an den Fingern, Handgelenken, Ellbogen oder Schultern ansetzen. Die Pinsel werden stattdessen durch eine Drehung des Oberkörpers zur Seite geführt.
- Die beiden Arme folgen locker gestreckt der Führung des Oberkörpers. Oberarme, Unterarme, Hände und Finger bewegen sich als eine gemeinsame Einheit.
- Führen Sie die äußere Bewegung so lange aus, bis Sie ein Gefühl für diese entwickelt haben. Achten Sie darauf, dass Ihre Arme relativ locker bleiben und darauf, dass die Bewegung in der Bauchmitte beginnt.

- Führen Sie die Bewegung nun nur noch bis zu dem Punkt aus, an dem sich die Borsten schon etwas biegen, aber die Pinselspitzen noch nicht über die Malunterlage streichen würden.
- Wenn sich die Borsten überhaupt nicht biegen, aktivieren Sie zu wenig. Wenn die Pinselspitzen schon über die Unterlage streichen, aktivieren Sie zu viel.
- Wiederholen Sie die Aktivierung zunächst nur auf einer Seite. Erst wenn Sie den Punkt im Bauch, von dem die Aktivierung ausgeht, genau ansteuern können, wechseln Sie die Richtung. Danach wechseln Sie die Richtung nach Belieben. Der Unterkiefer bleibt locker. Lächeln Sie. Achten Sie darauf, dass die Zunge entspannt im Mundraum liegt, die Zungenspitze weich hinter den oberen Schneidezähnen.
- Wechseln Sie nun in der Bewegungsabsicht. Tupfen Sie gleichzeitig mit beiden Pinseln nach vorne. Initiieren Sie die Tupfbewegung wie zuvor von der Körpermitte aus. Schultern, Arme, Ellbogen und Hände bleiben entspannt. Beide Pinselspitzen tupfen parallel.
- Variieren Sie das Tupfen. Experimentieren Sie mit unterschiedlichen Rhythmen und unterschiedlichen Richtungen. Ziel ist es, die Aktivierung über die Pinselspitzen immer feiner und genauer zu steuern.
- Beim nächsten Tupfen nehmen Sie Ihre Lippen hinzu. Stellen Sie sich vor, Sie würden das Tupfen durch einen sanften, leichten und spielerischen Kuss garnieren. Dabei belassen Sie es bei der Vorbereitung zur Kussbewegung. Ihre Lippen, Ihr Gesicht, Ihr ganzer Körper bereiten sich auf einen zarten Kuss vor. Die durch diese Kombination angestoßene innere Bewegung reicht vom Zungengrund bis zum Beckenboden.
- Die Borsten biegen sich, ... mehr nicht... und nicht weniger. Die Zunge liegt locker im Mundraum. Spüren Sie, wie die Zungenspitze mit jeder Tupf- bzw. Kussaktivierung gegen die oberen Schneidezähne drückt? Verändert sich dadurch etwas an Ihrer

Speichelproduktion oder am Geschmack in Ihrem Mund? Küssen versüßt das Leben...

Falls das „ZweiPinselYoga mit Tupfen und Küssen" Sie schon etwas aufheitern und Ihre Zunge lockern konnte, können Sie nun von hier aus zur *intendons*-Variante des Lachyogas übergehen.

Das so genannte Lachyoga hat in den letzten Jahren viele Anhänger gefunden. Die positiven Auswirkungen des Lachens auf das körperliche Wohlbefinden sind immens. Das Lachen befindet sich im Alltag bzw. in der Öffentlichkeit dagegen schon so weit auf dem Rückzug, dass dazu eigene Schutzräume eingerichtet werden. Dies erklärt zum Beispiel die große Nachfrage nach komödiantischer Unterhaltung oder eben auch dem Lachyoga als eine Art von „Lachreservat" oder „Lachoase" in einem sonst wenig erheiternden Alltag. Wir lachen nur noch dort, wo es ausdrücklich erlaubt oder gefordert wird.

Das *intendons*-Lachyoga können Sie jederzeit und überall, ohne einen besonderen Grund oder einen extra dafür notwendigen Schutzraum praktizieren. Den Ausgangspunkt bildet das „ZweiPinselYoga".

- Wiederholen Sie den vorigen Übungsablauf. Ersetzen Sie die Bewegungsabsicht zu küssen durch die Bewegungsabsicht zu lachen. Am besten dafür geeignet ist ein Lachen, das im Bauch beginnt. Der Lachimpuls entsteht in der Region, von der das Tupfen ausgeht. Vielleicht auch etwas weiter ober- oder unterhalb. Kombinieren Sie das innere Lachen mit dem inneren Tupfen.

- Falls Ihnen das Lachen als eine rein innere Bewegung zu Beginn noch schwer fallen sollte, können Sie es natürlich auch zunächst mit einem richtigen Lachen versuchen. Manchmal lenkt das äußere

Lachen allerdings davon ab, den Ursprung des Bewegungsimpulses und die damit verbundene innere Bewegung wahrzunehmen.

- Nutzen Sie alle Gelegenheiten, bei denen es etwas zu lachen gibt.

Falls Ihnen das Lachen als solches Schwierigkeiten bereiten sollte, schlagen wir alternativ dazu das innere Husten oder das innere Räuspern vor.

- Wiederholen Sie den vorigen Übungsablauf. Ersetzen Sie die Bewegungsabsicht zu küssen bzw. zu lachen durch die Bewegungsabsicht zu husten oder sich zu räuspern. Spüren Sie, wie dabei sowohl die Zungenwurzel als auch eine Region im Bauch besonders aktiviert werden. Wenn Sie diese Verbindung wahrnehmen können, versuchen Sie es noch einmal mit dem inneren Lachen.

Ein lockerer Mundboden sowie eine freie Verbindung von Mundboden und Beckenboden ebnen den Weg zur „Kultivierung der Schlangenkraft".

22. Die Schlangenkraft kultivieren

Über die Aktivierung der Zunge können Sie unterschiedliche Körperregionen immer genauer und feiner ansteuern. Dazu benutzen Sie bei allen Übungen wie bereits im „ZweiPinselYoga“ nun immer auch die Zungenspitze zur Steigerung der Genauigkeit.

- Wiederholen Sie das "ZweiPinselYoga". Tupfen Sie zunächst nur zur rechten Seite. Ersetzen Sie die Bewegungsabsicht zu küssen durch die Bewegungsabsicht, mit der Zungenspitze zu tupfen, als wäre diese ein zusätzlicher Pinsel. Tupfen Sie mit Pinsel- und Zungenspitze so lange, bis beide Aktivierungen vollkommen synchron erfolgen.
- Spielen Sie auf dem Weg dorthin mit den unterschiedlichen Möglichkeiten. Wechseln Sie zwischen Pinseltupfen und Zungentupfen. Verändern Sie die Richtungen und die Rhythmen. Achten Sie darauf, welche Auswirkungen die Variationen auf die inneren Bewegungen im Bauch haben.
- Wechseln Sie die Richtung des Tupfens und wiederholen Sie das Spiel zur anderen Seite.
- Suchen Sie sich einen beliebigen Punkt am Bauch aus. Finden Sie heraus, in welche Richtung Sie mit der Zungenspitze und der Pinselspitze das Tupfen aktivieren müssten, um den ersten Bewegungsimpuls genau an dieser Stelle im Bauchgewebe anzustoßen.
- Wechseln Sie ebenfalls die Seite. Wandern Sie mit der Aktivierung durch den ganzen Bauchraum. Experimentieren Sie. Bleiben Sie nicht an der Bauchoberfläche.
- Während der gesamten Übung liegt die Zungenspitze entspannt hinter den Schneidezähnen. Spüren Sie, dass der Impuls zum Tupfen die Zunge leicht gegen die Schneidezähne oder den oberen Gaumen drückt. Nutzen Sie auch für die Zungenaktivierung das

Bild der Pinselspitze: Die Borsten biegen sich etwas, nicht mehr ... und auch nicht weniger.

- Versuchen Sie, einen Punkt auf der rechten Seite des Bauches durch eine Tupfakivierung, die den linken Pinsel bewegen würde, anzusprechen. Auf der anderen Seite entsprechend. Sie werden feststellen, dass bei dieser Variante der Impuls jeweils von einer tieferen Schicht des Bauchgewebes ausgeht.
- Am Ende wechseln Sie die Bewegungsabsicht. Kehren Sie vom Tupfen zu der sanften Streich-. bzw. Strichbewegung zurück, mit der wir das „ZweiPinselYoga" begonnen haben.
- Aktivieren Sie die Zungenspitze so, als wollten Sie mit ihr eine kleine Streichbewegung einleiten. Sie haben das Ziel erreicht, wenn Sie den ersten Impuls für diese Bewegungen auch als eine Art Streichen im Bauchraum wahrnehmen.
- Gehen Sie schließlich auch mit dieser Bewegungsvariation auf die Reise durch Ihren Bauchraum. Streichen Sie durch Ihren Faszienschwarm. Experimentieren Sie mit unterschiedlichen Richtungen, Rhythmen, Feinheitsgraden und Pinselstärken...

Die Arbeit ist nun bereits so fein, innerlich und auf ihre Art meditativ, dass Ihnen ein Übungspartner nur noch dort von Nutzen sein kann, wo Sie besondere Hindernisse spüren. Auch in den Faszienlandschaften mag es „dunkle Ecken" und Gegenden geben, die man ungern allein bereisen möchte. In anderen Gebieten möchte man eher für sich allein sein.

Auch die Übung „Das Meer teilt sich" eignet sich sehr gut zur Kultivierung der *intendons*-Schlangenkraft. Wiederholen Sie zunächst die Übung „Das Rad des Lebens".

- Sobald Sie die große Kreisbewegung ausgehend von Ihren Knien angestoßen haben, richten Sie Ihre Aufmerksamkeit auf die Zungenspitze, die entspannt hinter den oberen Schneidezähnen liegt. Spüren Sie die Resonanz der Bewegung in der Zungenwurzel, im Zungenkörper und in der Zungenspitze. Verstärken Sie diesen Impuls so, als wollten Sie die Zunge im Rhythmus und in Richtung der Kreisbewegung mitbewegen.

- Die Zunge bleibt muskulär weitgehend entspannt und bewegt sich äußerlich fast gar nicht. Verstärken Sie die innere Bewegung des Zungenkörpers. Bleiben Sie bei der Bewegung, bis die inneren Bewegungen am Beckenboden, im Unterbauch und im Zungenkörper synchron ablaufen. Experimentieren Sie auch mit der entgegengesetzten Kreisrichtung, mit unterschiedlichen Drehgeschwindigkeiten und Radgrößen.
- Machen Sie einen Moment Pause. Wechseln Sie nun zur Übung „Das Meer teilt sich". Konzentrieren Sie sich zunächst darauf, zwei Räder am Laufen zu halten. Das erste Rad gewinnt sein Drehmoment aus dem Oberbauch (die Knie kreisen in Richtung Kopf), das zweite aus dem Unterbauch (die Knie kreisen in Richtung Zehenspitzen).
- Setzen Sie nun in Gedanken die Zungenspitze auf einen äußeren Punkt des einen Rades, und lassen Sie sie in Ihrer Vorstellung für eine oder zwei Umdrehungen sich mit auf dem Rad drehen. Wenn das Rad ein Riesenrad wäre, wäre Ihre Zungenspitze ein Passagier in einer der vielen Gondeln.
- Nun wechseln Sie zum zweiten Rad. Ihre Zungenspitze springt von der Gondel des einen Riesenrades in die Gondel des zweiten Riesenrades. Damit verschiebt sich automatisch auch Ihre Aufmerksamkeit. Lassen Sie die Zungenspitze ganz nach Belieben vom einen auf das andere Rad springen.
- Lassen Sie die beiden Räder mit ihrem Zungenspitzenpassagier in unterschiedliche Richtungen kreisen.

Durch das Spiel mit den Rädern können Sie das innere Kreisen noch einmal deutlich intensivieren und Drehbewegungen ganz nach Belieben durch den Bauchraum wandern lassen.

- Verschieben Sie die Position der Drehachsen der Räder in Ihrem Körper. Schieben Sie zum Beispiel beide Räder einfach parallel auf die rechte oder die linke Körperseite. Sie unterstützen das dadurch, dass Sie die innere Ausrichtung der Zunge entsprechend verschieben.
- Spüren Sie, wie sich dadurch auch das aktivierte Drehzentrum im Bauchraum auf die jeweilige Seite verschiebt?
- Bringen Sie die beiden Räder auf jeweils unterschiedliche Seiten. Teilen Sie Ihre Zungenflügel. Lassen Sie jeweils eine Zungenflügelspitze auf dem einen und die zweite Zungenflügelspitze auf dem zweiten Rad mitfahren.
- Experimentieren Sie mit unterschiedlichen Positionen und Größen der Räder und unterschiedlichen Drehgeschwindigkeiten.

Nun können Sie überall und jederzeit beliebige Kreisbewegungen des Bindegewebes im Bauchraum initiieren. Die Meisterung der *intendons*-Schlangenkraft liegt, einen Tigersprung entfernt, direkt vor Ihnen. Wir nehmen Anlauf und gehen dazu einen Schritt zurück.

23. Immer der Nase nach ... oder dem Schweif

Haben Sie schon einmal einen Hund beobachtet, wie er seine Schnauze dazu benutzt, einen Gegenstand wegzuschieben? Das Tier versucht zunächst, mit der Schnauze unter den Gegenstand zu kommen, um ihn dann nach oben zu kicken. Hunde stupsen ihre Artgenossen und auch menschliche Rudelmitglieder mit der Schnauze, um sie zum Spielen aufzufordern.

Haben Sie noch Schwierigkeiten, die Verbindungen der Zunge zu den Faszien des Bauchraumes zu spüren? Dann versuchen Sie als Alternative zur Aktivierung über die Zungenspitze die Aktivierung über die „Schnauze". Das ist bei uns die Nasenspitze. Wie bereits bei der Arbeit mit der Zunge machen wir uns dabei die fast unbegrenzten Möglichkeiten der inneren Bewegung zunutze.

Wir können mit unserer Nasenspitze jeden beliebigen Punkt in unserer Umgebung pfeilschnell anvisieren. Die blitzschnelle Ausrichtung unserer Sinne spielte in unserer Vergangenheit eine entscheidende Rolle für unser Überleben. Der Geruchssinn ist bei vielen Tieren gegenüber uns Menschen um ein Vielfaches feiner ausgebildet. Aber auch viele Menschen „riechen den Braten" auch schon lange, bevor sie ihn sehen oder sie spüren unmittelbar, wenn etwas „in der Luft liegt". Ohne Geruchssinn kein Bauchgefühl.

Wenn Sie zu den „Nasenmenschen" gehören, wird es Ihnen wahrscheinlich Freude bereiten, Ihrer Nase zu folgen. Ihr Faszienschwarm ist bereit, auf kleinste Impulse der Nasenspitze zu reagieren.

- Wiederholen Sie die Übungsabfolge aus „Die Schlangenkraft kultivieren". Anstatt der Zungenspitze aktivieren Sie jetzt beim Tupfen die Nasenspitze. Beim „ZweiPinselYoga" tupfen Sie mit den Pinselspitzen und der Nasenspitze gleichzeitig in dieselbe Richtung.
- Richten Sie die Aufmerksamkeit auf Ihren Bauchraum. Experimentieren Sie damit, die Nasenspitze tupfend einzusetzen. Wandern Sie mit der Nasenspitze durch den Bauchraum.
- Lassen Sie Ihre Nasenspitze beim "Rad des Lebens" und bei "Das Meer teilt sich" als Passagier auf den Riesenrädern mitfahren.
- Sobald Ihnen die Aktivierung über die Nasenspitze gut gelingt, können Sie auch zur Aktivierung über die Zunge zurückkehren. Wechseln Sie zwischen beiden Möglichkeiten oder kombinieren Sie sie nach Belieben.
- Tupfen Sie mit der Nasenspitze innerlich in verschiedene Richtungen. Stellen sich vor, Sie würden im nächsten Moment Ihre Nase in eine andere Richtung bewegen.
- Falls Sie noch nicht spüren können, dass der ganze Körper dem Impuls folgt, achten Sie zunächst auf die Reaktion der Faszien unmittelbar in der Nähe der Nase, also im Gesicht, am Kopf, Hals oder Nacken.
- Wenn Sie mit einem Übungspartner arbeiten, stupsen Sie seine Hand am Bauch von innen mit der Nase nach oben. Nehmen Sie sich das aufmunternde Stupsen einer Hundeschnauze zum Vorbild.

Ein weiterer Übungsvorschlag, der die Zielgenauigkeit der der inneren Berührung verbessert, bedient sich eines Körperteils, das wir im Laufe unserer Entwicklung zum Menschen zwar physisch eingebüßt haben, mit dem unser Faszienschwarm aber noch sehr viel anfangen kann. Es ist die Verlängerung unserer Wirbelsäule über das Steißbein hinaus: unser Schweif. Der Faszienschwarm besitzt alle Voraussetzungen, um einen Schweif sehr präzise bewegen zu können. Es ist vor allem eine Frage unserer Absicht und unseres Vorstellungsvermögens.

Eine einfache Methode, um uns an die Einbettung unseres Schweifs in den Faszienschwarm zu erinnern, besteht darin, diesen zunächst als „drittes Bein" in unsere Bewegungsabsichten einzubeziehen.

- Stellen Sie sich vor, Sie verfügten über einen schönen, geschwungenen, sehr beweglichen und kräftigen Schweif, etwa wie den eines Kängurus. Wenn Sie sich nach hinten absetzen wollten, könnten Sie sich bequem und komfortabel auf ihn stützen. Wenn Sie sich wieder erheben wollten, würde ein kleiner Impuls, ein kurzer Ruck, durch den gesamten Schweif laufen. Der kleine Schubser würde Ihnen das Loslaufen deutlich erleichtern. Der Schweif könnte ebenso kräftig und elastisch springen und federn wie Ihre Beine.

- Üben Sie den Aufstehimpuls so lange, bis Sie die Resonanz des Anschubsers in Ihrem Bauch spüren können. Auch die Region um das Steißbein wird bei der Übung sehr deutlich aktiviert. Setzen Sie nun den Aufstehimpuls so, als ob Sie zur linken oder zur rechten Seite hin aufstehen wollten. Die Spitze des Schweifs reagiert auf die Richtungsänderung, indem sie sich stärker in die Gegenrichtung abstützt.

- Könnten Sie mit Ihrem Schweif einen Gegenstand hin und her schieben, nach unten drücken oder nach oben anheben? Es gibt fast nichts, was Ihre Arme können, was nicht auch mit dem Schweif möglich wäre.

- Wiederholen Sie nun die oben für die Zungen- bzw. Nasenspitze beschriebene Abfolge. Sie tupfen also beim „ZweiPinselYoga" anstatt mit Ihrer Zunge oder mit Ihrer Nase nun mit Ihrem Schweif bzw. mit dessen Ende.

- Um etwa den Körper von vorne zu tupfen, müssen Sie Ihren Schweif gedanklich nach vorne bringen. Dazu gibt es mehrere Möglichkeiten: Sie können den Schweif zwischen den Beinen, seitlich vorbei oder über den Kopf nach vorne führen. Mit welcher Variante können Sie die Resonanz der Schweifaktivierung im Bauchraum am besten spüren?
- Sie können den Schweif nutzen, um das Bauchgewebe an jeder beliebigen Stelle gezielt in Bewegung zu bringen. Tupfen oder streichen Sie die Stelle, die Sie sich ausgewählt haben.
- Setzen Sie den Schweif als Passagier auf das Riesenrad. Spielen Sie diese Variante für die Übungen "Das Rad des Lebens" und "Das Meer teilt sich" durch.
- Wechseln Sie zwischen allen Möglichkeiten und Kombinationen. Entdecken Sie, wie Sie durch einen inneren Anstupser von Zunge, Nase oder Schweif das Bauchgewebe beliebig aktivieren können.
- Wo, wie und wann könnten Sie diese Übungen am einfachsten in Ihren Alltag einbauen? Verbinden Sie die Übung mit konkreten, sich häufig wiederholenden Situationen.

Sie fragen sich, ob es denn gar keine Rolle spielt, ob Sie die Zunge, die Nase oder den Schweif als Impulsgeber einsetzen. Tatsächlich ist der Ausgangspunkt der Aktivierung nicht wirklich entscheidend. Entscheidend ist dagegen, dass Sie die Aktivierungen des Bauchgewebes als tatsächliche innere Bewegung und nicht nur in Ihrer Vorstellung in Gang setzen. Auch bei einem Fischschwarm lässt sich kaum sagen, woher der Impuls für die Bewegung des Ganzen kommt. Keiner der Fische weiß, ob er gerade agiert oder reagiert. Er ist einfach Teil des Schwarms. Er folgt der

Intelligenz, die er zusammen mit seinen Artgenossen hervorbringt.

Der Fischschwarm dient dem einzelnen Fisch umso besser, je sensibler er auf noch so kleine Impulse reagieren kann. Und umgekehrt. Beim Fischschwarm kommen die wesentlichen Impulse zur Bewegung von den äußeren Schichten oder den Rändern des Schwarms. Die äußeren Fische entscheiden, ob sie sich von etwas entfernen oder ob sie sich etwas nähern möchten. Dabei können ganz unterschiedliche Botschaften von den unterschiedlichen Seiten in das Schwarminnere weitergegeben werden.

Was passiert, wenn z.B. alle äußeren Fische gleichzeitig nach außen schwimmen möchten. Reißt der Schwarm auseinander? Wie schafft es der Schwarm die vielen gleichzeitigen Impulse auszugleichen und dabei immer noch ein geschlossener Schwarm zu bleiben, der wie ein großer Organismus handeln kann?

- Können Sie sich selbst als einen Schwarm aus unzähligen möglichen Bewegungsimpulsen fühlen? Wie und wo würden Sie gezielte Wellen durch den Schwarm senden wollen? Wie könnten Sie schließlich an einigen Stellen eine punktgenaue Wirkung erzielen?

- Beginnen Sie mit einfachen Mustern, die Sie gut kennen. Welche Welle entsteht im Schwarm aus der Absicht, die Arme zu heben? Welche Welle entsteht aus der Absicht, die Unterschenkel zu kreisen? Die Absicht zu einer großen äußeren Bewegung bewirkt innen zunächst oft nur eine sehr kleine Verschiebung oder Drehung. Ist die Verbindung nach innen blockiert, bleiben Peripherie und Mitte getrennt und es entsteht keine durchgängige innere Bewegung.

Fassen wir zusammen:

- Wir erweitern die Bereiche, an denen wir die Aktivierung gut wahrnehmen können Schritt für Schritt von außen nach innen. Wir nutzen Ellbogen, Knie, Nase, Zunge und Schweif zur Ansteuerung. Mit zwei Ansteuerungsachsen erreichen wir jeden Punkt auf einer Fläche und mit drei Achsen jeden Punkt in einem dreidimensionalen Raum. Wenn wir das linke Knie diagonal zur rechten Schulter hin aktivieren, erreichen wir eine innere Bewegung ungefähr entlang dieser Linie.
- Die Ansteuerung verfeinert sich unter anderem dadurch, dass wir verschiedene Resonanzböden ansprechen. Durch die gegenseitige Verstärkung entsteht aus einer kleinen inneren Bewegung ein Pulsieren, das durch den ganzen Körper geht. Auf welchem Stockwerk wir die Aktivierung auch anstoßen, wir bringen damit immer auch den Bauchraum und die inneren Organe in Bewegung.
- Wie ein Fischschwarm reagiert unser Faszienschwarm äußerst sensibel auf Informationen aus der Umwelt. Es macht einen Unterschied, ob sich in der Nähe andere Schwärme befinden oder nicht. Bei der Zusammenarbeit mit einem Partner kommunizieren zwei Schwärme als Gesamtheit miteinander.
- Wir benutzen Analogien, Bilder und Metaphern, um unsere Erfahrungen auszudrücken.

Wir sind ein Teil der Landschaft, die dadurch entsteht, dass wir uns in ihr bewegen. Wenn wir das nicht berücksichtigen, sind wir unser eigener blinder Fleck. Jeder andere kann uns als Teil der Landschaft wahrnehmen, nur wir nicht. Wir können unseren Rücken am besten unter Zuhilfenahme von zwei Spiegeln sehen.

24. Den Rücken entzücken

Die Übungen zur Aktivierung des Rückens unterscheiden sich nur unwesentlich von denjenigen für die Vorderseite. Der Unterschied liegt eigentlich nur darin, dass die Übende auf dem Bauch liegt und die Übungspartnerin ihre Hände auf ihren Rücken legt. Sie können auch wie bei einer Massage auf dem Massagestuhl nach vorne abgestützt sitzen.

Für eine bequeme Bauchlage sollte die Halswirbelsäule nicht durch eine zu starke Seitdrehung überstrapaziert werden. Die meisten Massageliegen haben deshalb eine Aussparung für den Kopf oder verfügen über ein spezielles Kopfteil. Eine kleine Rolle oder eine zusammengerollte Decke unter den Schienbeinen hebt die Füße an und entlastet die Knie. Die Füße sollten soweit angehoben liegen, dass die Fußzehen die Unterlage gerade nicht mehr berühren.

Bauch und Rücken fühlen sich unterschiedlich an. Während wir es am Bauch vor allem mit weichem Gewebe zu tun haben, verhindern am Rücken fast an allen Stellen Knochen, Muskeln oder Faszienplatten ein sanftes Einsinken.

Lassen Sie sich allerdings nicht allzu sehr von Ihren Vorerfahrungen mit harten, festen und verspannten Rücken einnehmen. In der Rolle der Übungspartnerin entsteht leicht der Impuls, das Gewebe weichkneten oder -klopfen zu wollen. Bleiben Sie intelligent faul und überlassen Sie das Schmelzen dem Gewebe selbst.

- Achten Sie als Übungspartnerin darauf, was während der Entspannungsphase unter Ihren Händen geschieht. Erspüren Sie die Unterschiede. Nehmen Sie sich Zeit, um die Besonderheiten des

Rückens kennenzulernen. Unterstützen Sie das Schmelzen des Gewebes allein durch die Resonanz aus Ihrem eigenen Bindegewebe. Nutzen Sie Handflächen, Fingerspitzen, Handkanten und Knöchel, um überall dort einzusinken, wo sich das Gewebe löst.

Auch der Rücken ist eine emotionale Landschaft. Im Qi Gong und der chinesischen Medizin gilt die Vorderseite des Rumpfes eher als weich, weiblich, empfangend und schützend. Die Rückseite wird demgegenüber eher als hart, männlich, nach außen gerichtet und verteidigend beschrieben. Die jeweiligen Qualitäten sind wie die Lichtseite (Yang) und die Schattenseite (Yin) eines Berges. Sie ergänzen sich und stehen zueinander in Beziehung. Sie zeigen uns unterschiedliche Seiten von ein- und derselben Sache.

Vergleichen Sie die Art und Weise, wie Ihre Vorderseite etwas festhält und loslässt, mit der Art und Weise, wie Ihre Rückseite etwas festhält und loslässt. Vor dem Bauch halten wir, auf dem Rücken tragen wir. Auf der Bauchseite gleicht das Loslassen einem Freigeben, am Rücken ist es eher ein Abschütteln.

Die Gefühle, die eine Berührung am Rücken und eine Berührung am Bauch auslösen, sind unterschiedlich. Am Rücken spüren wir oft eine sofortige Erleichterung. Mit dem Abschütteln der Spannung, hat sich das Gefühl für uns meist schon erledigt. Es wird deshalb weniger als Teil einer emotionalen Landschaft wahrgenommen als ein Gefühl im Bauch, das wir erst verdauen müssen, bevor wir es loslassen können. Das Wort „Bauchgefühl" ist uns geläufig, für unsere Gefühle im Rücken haben wir keine entsprechende Bezeichnung.

Die Emotionen des Rückens sind deshalb nicht weniger intensiv. Denken Sie an all die Dinge, die uns belasten, die uns das Leben schwer machen, die wir uns aufladen, die wir ertragen müssen und mit denen wir uns überheben. Denken Sie an die Angst, die uns im Nacken sitzt.

Nehmen Sie sich auch am Rücken ausreichend Zeit für besonders interessante Stellen. Wiederholen Sie zunächst den Ablauf, den wir bereits für den Bauch vorgeschlagen haben.

- Beginnen Sie mit „Zu faul zum Umdrehen“ und versuchen Sie sich dann am „Brustschwimmen“.
- Bei der Strandübung nutzen Sie wie zuvor die Ansteuerung über die Ellbogen. Die Ellbogen kreisen aber nun stärker nach hinten, Richtung Schulterblätter. Dadurch aktivieren Sie besonders den rückwärtigen Teil des Zwerchfells. Die Beweglichkeit der Schulterblätter erhöht sich deutlich.
- Statt mit den Knien kreisen Sie mit den Fersen. Aktivieren Sie jeweils immer etwas stärker nach hinten. Dadurch entspannt sich vor allem der untere Rücken.

Die Übungen und die Übungsabfolge in Bauch- und Rückenlage sind wie gesagt im Wesentlichen identisch. Bei der Aktivierung der Rückseite sind gegebenenfalls folgende Besonderheiten zu beachten.

- Die Wirkung der Übung „Zu faul zum Umdrehen“ ist in der Bauchlage meist deutlicher zu spüren, wenn der Drehimpuls stärker von der Schulter ausgeht. Um darüber Rückmeldung zu geben, legt die Übungspartnerin die Hand auf das Schulterblatt der drehenden Seite. Der Daumen liegt an der Kante des Schulterblatts oder leicht darunter und zeigt in Richtung Wirbelsäule. Die Aktivierung hebt das Schulterblatt. Eventuell kann die Übungspartnerin den Daumen unter das Schulterblatt schieben.

- Da viele Menschen an mitunter sehr schmerzhaften Störungen im Schulterbereich leiden, sollten Sie möglichst sanft aktivieren und sich mit der Vorspannung nur vorsichtig an die Grenze zur Muskelaktivierung herantasten. Bleiben Sie immer unterhalb der Grenze, wo Schmerzen auftreten. Falls Sie die Arme aufgrund von Schmerzen nicht neben den Kopf bzw. die Hände nicht unter den Kopf legen können, suchen Sie eine andere, bequemere Lage.
- Erweitern Sie die Übung dadurch, dass Sie Ihren Ellbogen in die Drehbewegung einbeziehen. Es kann schon ausreichen, dass Sie sich vorstellen, Ihr Arm läge neben Ihrem Kopf und Sie würden eine diagonale Drehbewegung nach unten anstoßen. Wichtig ist lediglich, dass es nicht bei der Vorstellung bleibt, sondern tatsächlich das entsprechende Muster aktiviert wird, und eine innere Bewegung stattfindet.
- Bei der Strandübung geht der Bewegungsimpuls von den Ellbogen zunächst Richtung Decke. Die Übungspartnerin hält an den Ellbogen mit den Fingerspitzen dagegen. Wenn sich die Aktivierung eingespielt hat, legt sie beide Hände auf Ihre Schulterblätter. Experimentieren Sie mit unterschiedlichen Bewegungsrichtungen. Beim inneren Kreisen der Ellbogen aktivieren Sie vor allem in Richtung Rücken.

Das innere Kreisen bringt Sie in Kontakt mit den Lasten, die Sie auf Ihren Schultern tragen. Das Schmelzen des Gewebes erweitert die Bewegungsfreiheit des hinteren Teils des Zwerchfells und der Schulterblätter. Die meisten Menschen haben weder eine Vorstellung davon noch ein Gefühl dafür, dass unsere Lunge im Rücken eine mindestens ebenso große Kapazität hat wie auf der Vorderseite.

Ob diese genutzt werden kann, hängt in entscheidendem Maße davon ab, ob das Zwerchfell auch hier locker schwingt. Wenn die Flexibilität des Zwerchfells rückseitig eingeschränkt ist, was bei Rauchern zum Beispiel eher die Regel als die Ausnahme darstellt, hat das auch Auswirkungen auf die Resonanz mit den anderen Schwingböden des Körpers. Es fällt dann deutlich schwerer einen Impuls, der von der Zunge oder den Ellbogen ausgeht, im Beckenboden oder im Fußgewölbe zu spüren.

Umgekehrt blockieren hochgezogene Schultern, ein eingezogener Kopf oder ein angespannter Kiefer eher den hinteren Teil des Zwerchfells. Auch in diesen Fällen benötigt man Geduld und Übungswillen, um nach und nach alle Blockaden zu lösen. Seufzen, Brummen, Gurren und Schnurren sind sehr gute Helfer, um Ihre persönliche „Befreiungsbewegung“ zu unterstützen (vgl. Schnack 2012, S. 76ff.).

> Wie schon in der Rückenlage kann der Drehimpuls bei der Übung "Zu faul zum Umdrehen" auch von der Hüfte ausgehen. Die Hand der Übungspartnerin liegt dann von hinten auf Ihrer Hüfte. Die Fingerspitzen zeigen in Richtung Beckenknochen.

Ein von außen nur minimal erscheinender Gewinn an Bewegungsfreiheit erscheint uns im Hüftbereich innerlich als besonders große Erleichterung. Für die Vermeidung von Reibung zwischen den Knochen oder die Reduktion des Drucks auf die Bandscheiben zählt jeder Mikrometer. Die Aktivierung durch die Absicht zur Hüftdrehung bringt nicht nur den Dickdarm in Bewegung, sondern öffnet auch das Becken nach hinten.

Die Rolle, die die Knie bei den Übungen in der Rückenlage spielen, übernehmen in der Bauchlage die Fersen. Die

Bewegungsfreiheit in der Bauchlage ist gegenüber der Rückenlage eingeschränkt. In der Bauchlage sind die Knie mehr oder weniger blockiert. Es fällt deshalb schwerer sich vorzustellen, die Knie würden zu den Schultern wandern oder große Kreisbewegungen anschieben. Wir begeben uns deshalb für die Aktivierung ein Stockwerk tiefer, zu den Fersen.

Die Übungspartnerin kann der Bewegung der Beine an den Fersen sehr einfach Widerstand entgegensetzen. Während die Knie optimal für die Steuerung der Bewegungen der Beine nach vorne geeignet sind, steuern die Fersen die Bewegung der Beine nach hinten.

Für die Übungspartnerin ergibt sich durch den Wechsel von den Knien zu den Fersen ein eher technisches Problem. Liegt die Übende auf dem Rücken, kann sie meistens ohne Schwierigkeiten mit einem Arm beide Knie gleichzeitig festhalten. Eine Hand bleibt für die Rückmeldung am Bauch frei. Liegt die Übende auf dem Bauch und die Ansteuerung erfolgt über die Fersen, muss sich die Partnerin in der Regel entscheiden, ob sie die Hände eher zur Rückmeldung an den Fersen oder zur Rückmeldung am Rücken einsetzen möchte.

- Experimentieren Sie zunächst mit diagonalen Aktivierungen, also etwa mit einem Zug der rechten Ferse zur linken Schulter. Die Beine sind lang, locker und doch nicht ganz gestreckt. Die Knie bleiben entspannt.

Eine besonders starke emotionale Wirkung geht von der Aktivierung der Nierengegend über die Fersen aus.

- Richten Sie in Bauchlage Ihre Absicht darauf, beide Beine locker gestreckt von der Unterlage abzuheben, so als wollten Sie die Fersen Richtung Decke bewegen. Sie zielen dabei auf eine innere Bewegung im mittleren und unteren Rücken. Stoßen Sie die Bewegung möglichst sanft an.

Verspannungen in der Nierengegend sind eine Folge des steten „Vorwärtsdranges“, den uns unser heutiges Leben abverlangt. Es gibt darüber hinaus noch Vieles, das uns „an die Nieren geht“. Die schmelzende Entspannung, kombiniert mit vermehrter Blutzufuhr, die Sie durch die innere Bewegung erreichen, gleicht emotional der Erlaubnis, sich zurückzulehnen, und die Dinge auf sich zukommen zu lassen, statt ihnen entgegen stürmen zu müssen.

- Als Übungspartnerin legen Sie beide Hände mit den Handflächen auf die Nieren der Übenden. Das Schmelzen des Gewebes wird oft auch als ein sehr intensives „Dahinschmelzen“ erlebt. Die Aktivierung befördert sehr viel Blut zu den Nieren.

- Experimentieren Sie mit den Vorschlägen, bis Sie in der Lage sind, jeden beliebigen Punkt auf Ihrem Rücken anzusprechen. Wiederholen Sie die Übung „Der Zufallsgenerator“ in der Bauchlage.

Lassen Sie die Übungen mit immer feineren und kleineren inneren Bewegungen ausklingen.

25. Was uns zusammenhält – KörperMitGefühl

Das Interesse von Wissenschaft und Forschung am Bindegewebe steigt. Das Bindegewebe ist in seiner weitesten Definition das, was in unserem Körper alles verbindet, in dem es alles durchzieht und alles umspült. Wir verfügen weder über das notwendige Wissen, noch haben wir die Absicht, unsere Übungsvorschläge vor dem Hintergrund der rasant fortschreitenden Faszienforschung zu erklären.

Wir benutzen Bilder und Analogien, um die körperliche Phantasie und Kreativität anzuregen und dadurch den Übungserfolg zu befördern.

Unser Lieblingsbild ist das eines Faszienschwarms. Auch hier handelt es sich eher um eine Metapher als um eine wissenschaftliche Beschreibung. Unter anderem wollen wir damit unser Gefühl zum Ausdruck bringen, dass wir es bei den Faszien mit einer eigenen Form der Intelligenz zu tun haben. Ebenso spricht man oft auch vom „klugen Bauch“, vom „Bauchhirn“ oder von der „Bauchintelligenz“, ohne diese Begriffe zunächst exakt definieren zu können.

Wie bei einem Vogel- oder Heringsschwarm begegnen wir bei der inneren Bewegung einer Intelligenz oder einem Informationssystem, die eine immense Anzahl von Einzelaktionen blitzschnell aufeinander abstimmen können. Die Faszienintelligenz handelt als Ganzes. Jeder Impuls wird von der Gesamtheit bestmöglich unterstützt. Je feiner wir unsere Bewegungen anstoßen, desto tiefer spüren wir die Mobilisierung des Gewebes als eine innere Bewegung oder innere Berührung. Wir fühlen uns an ein pädagogisches

Grundprinzip erinnert: „Schwache Reize wirken auslösend. Mäßige Reize entwickeln. Starke Reize hemmen. Überstarke zerstören." (Hugo Kükelhaus)

Mit Hinblick auf die Bewegungsqualität sind auch Bilder vom Bindegewebe als ein Flüssigkristall oder als ein von Licht durchfluteter Atemkörper inspirierend. Mit der Aktivierung bringen wir unser Blut in Bewegung. Der Spannungszustand des Gewebes ändert sich. Es fühlt sich plötzlich nicht nur anders an, wir fühlen uns anders. Unsere Stimmung ändert sich, indem sich unsere „Gestimmtheit" ändert. Unsere Chemie, die „Großwetterlage" unseres Körpers, wird eine andere.

Ein solcher Blick auf das Bindegewebe ist nicht analytisch. Wir versuchen auf der Basis unseres eigenen Erlebens, das komplexe körperliche Geschehen als eine einheitliche Erfahrung abzubilden. Mit dem jeweils gewählten Bild wird jeweils ein anderer Aspekt dieser Erfahrung hervorgehoben.

Die Zusammenarbeit mit Übungspartnern befördert das oder den „KörperMitGefühl". Von dem, was uns als einzelne Person zusammenhält, gelangen wir zu dem, was uns mit anderen zusammenhält.

Die Rolle des Bindegewebes für unsere zwischenmenschlichen Beziehungen wird in der Partnerarbeit körperlich erfahrbar. Wir erleben eine Resonanz unseres eigenen Körpers mit dem Körper unseres Partners. Zu dieser Resonanz gehört zunächst die gemeinsame innere Bewegung (z.B. die synchrone Aktivierung des Beckenbodens). Die körperliche Resonanz ist indessen nur möglich, wenn wir gleichzeitig auch in eine emotionale Resonanz treten.

Die „Kunst der inneren Berührung" ist eine schöpferische Kraft und eine Erfahrungsqualität. Sie ist mit dem verwandt, was wir in Theatern, Konzertsälen oder auf Sport- und Spielplätzen von jeher erleben können. Die Partner spielen, suchen, erkunden, finden und erfinden gemeinsam. Ihr Ziel ist Selbstwirksamkeit. Selbstwirksamkeit ist die Grundlage für unsere Selbstverwirklichung und unsere „Selbstevolution" (Koch 2012).

Spielerische Verbundenheit drückt sich in Analogien, wie in der folgenden kleinen Geschichte aus:

- Ein Hund hat aus irgendwelchen Gründen verlernt, mit dem Schwanz zu wedeln. Er hat damit auch einen Schlüssel zu spontaner Lebensfreude verloren. Vielleicht ließe sich das Tier zu seinem ursprünglichen Vermögen zurückführen, wenn wir seinen Schwanz in die Hand nähmen und an des Hundes statt wedeln würden. Vielleicht könnte eine Massage oder eine spezielle Therapie helfen.
- Daneben könnte man auch an eine technische Lösung wie zum Beispiel an den Einsatz eines „Wedelimpulsgenerators" denken.
- Was aber würde ein Hund tun, damit sein Spielkamerad das verlorene Vermögen zurückgewinnt?

Diese Analogie hat neben der scherzhaften durchaus auch eine sehr ernste Seite. Sie verdeutlicht einmal mehr, dass wir uns mittlerweile fast nur noch mit dem Körper beschäftigen, um ein bestimmtes Ziel zu erreichen. Dabei geht es meist darum, einen Mangel zu beheben oder einem vermeintlichen Idealzustand näher zu kommen. Die zweckfreie Freude des Körpers an sich selbst und der eigenen Lebendigkeit, für welches das Schwanzwedeln steht, ist uns genau wie dem armen Hund weitgehend verloren gegangen.

Vermehrte Anstrengung hilft uns nicht weiter. Es gibt viele Beispiele dafür, dass wir uns den Weg zu unseren Zielen gerade dadurch verbauen, dass wir sie unbedingt erreichen wollen. Die spielerische Qualität der „Kunst der inneren Berührung“ ist ein wesentlicher Faktor für die Erreichung der Selbstwirksamkeit. Umgekehrt fördert die Erfahrung der Selbstwirksamkeit das Sich-Einlassen auf das spielerische Moment. Man muss sich dem Wasser anvertrauen, um darin zu schwimmen.

- Beginnen Sie, mit Ihrem verloren gegangenen Schweif zu wedeln. Wie Sie im Kapitel „Immer der Nase nach ... oder dem Schweif“ gelernt haben, brauchen Sie keinen physischen Schweif, um den Faszienschwarm zum Wedeln zu bringen.
- Lächeln Sie bei der Übung oder halten Sie die Kiefer aufeinander gepresst? Fühlen Sie sich besser, wenn Sie lächeln, oder lächeln Sie, wenn Sie sich besser fühlen?

Wir stellen solche Fragen, weil wir gelernt haben, das Lächeln als eine physische Reaktion in die eine Schublade und das Gefühl des Lächelns als etwas davon Getrenntes in eine andere Schublade zu stecken. Unser Körper zaubert sowohl das Eine als auch das Andere immer aus ein und derselben Schublade hervor. Die Veränderung im Gewebe geht Hand in Hand mit einer Veränderung im Fühlen. Und umgekehrt. Es ist lediglich unsere Aufmerksamkeit, die zwischen den beiden Aspekten wechselt. Jede Bewegung durch den Raum ist bekanntlich auch eine Bewegung in der Zeit. Die Reise in die emotionale Landschaft ist eine Reise in die emotionale Vergangenheit. Das Bindegewebe bildet diese ab wie ein altes Foto. Die Gefühle, die uns im Bindegewebe begegnen, müssen nicht erinnert werden. Sie sind gegenwärtig. In der chinesischen Tradition werden die Faszien dem „dreifachen Erwärmer" zugeordnet. Für das Konzept des „dreifachen Erwärmers als eines rein energetischen Organs sind unter anderem seine Zeitlosigkeit und seine Formlosigkeit von wesentlicher Bedeutung (vgl. Matsumoto/Birch 1988, S. 59; eigene Übersetzung):

> „Die Idee der Formlosigkeit bezieht sich nicht einfach auf die Abwesenheit von Materie. Sie bezieht sich auf die essentielle Veränderung des Zustands von Materie und Energie, zum grundlegenden, zugrundeliegenden Substrat der materiellen Substanz."

Dieses „Energie- und Informationsfeld" ist Träger und Medium unserer Emotionen und unserer emotionalen Intelligenz (Schnack 2012, S. 41, S. 61ff.). Diese ist die Quelle unserer Selbstwirksamkeit und unserer Fähigkeit zur Selbstheilung (ebd., S. 42):

> "Im Gegensatz zur Körperzelle und zum Atom tritt das Energie- und Informationsfeld beim Menschen grundsätzlich anders in Erscheinung. Jeder Mensch trägt jedoch die Begabung in sich, die umfassende Kraftquelle durch komplexe Entspannungsstrategien neu zu entdecken."

Wenn Sie durch die innere Bewegung den Spannungszustand Ihrer Faszien verändern, verwandeln sich auch die damit verbundenen Gefühle. Gefühle verändern sich so schnell, wie sie entstehen. Genauer betrachtet handelt es sich nicht um eine Veränderung, sondern um eine Transformation. Die Gefühle sind plötzlich ganz andere. Auch von der blitzartigen Veränderung des Aggregatzustands geben uns der Heringsschwarm oder der Flüssigkristall eine inspirierende Vorstellung. Das Schmelzen des Gewebes korrespondiert mit einem plötzlichen Schmelzen oder einer plötzlichen Transformation der Gefühle.

Sie sind, wenn Sie bei den Übungen mit einem Partner zusammenarbeiten, über die Hände miteinander verbunden, die Ihnen Rückmeldung und Orientierung geben. Diese Rückmeldung kann aber nur stattfinden, wenn es beiden Partnern gelingt, sich im Bindegewebe aufeinander einzuschwingen. Die wechselseitige Resonanz stiftet, wie bei einer Stimmgabel, eine neue Qualität. Sie gelangen über das Gefühl, das der Partner für Sie entwickelt, zu mehr Gefühl für sich selbst.

Das gemeinsame Fühlen befördert und verändert die Fähigkeit zu fühlen. Es öffnet die Tür zu einer emotionalen Landschaft, die beide Partner miteinander teilen. Es ist kein Zufall, welche Stellen unsere Hände in der Übung „Zufallsgenerator" auswählen.

Aus dem gemeinsamen Fühlen entsteht ein gemeinsamer „Gefühlskörper" mit einem gemeinsamen „KörperMitGefühl". Wir teilen eine Erfahrung dessen, was uns als Einzelne und mit anderen Menschen „im Innersten zusammenhält".

„KörperMitGefühl" ist kein rein geistiges Konzept. Es ist auch kein rein körperliches Konzept. Der Keim des „KörperMitGefühls" und der Keim unserer Bewegungen sind identisch. „KörperMitGefühl" entfaltet sich über die „Kunst der inneren Berührung". Es wird befördert durch Resonanz, durch die gemeinsame innere Bewegung der Faszienschwärme. Es nährt sich durch die Erfahrungen der Ganzheitlichkeit, der Selbstwirksamkeit und der Verbundenheit.

„KörperMitGefühl“ ist ein „Bindeglied zwischen Imagination und Wirklichkeit“ (Braden 2012, S. 89ff.). Es möge uns die Kraft spüren lassen, mit der wir „in einer Welt voller Verletzungen, Verurteilungen und Angst Mitgefühl entwickeln“ (Braden 2010, S. 27) und wachsen lassen können.

26. Glatte Haut, vollendeter Körper, ewige Jugend

Die buddhistische Lehre vom Mitgefühl fußt auf der Erkenntnis, dass uns Menschen mehr verbindet als uns trennt. Wir teilen ähnliche Wünsche und Bedürfnisse. Wir alle wünschen uns Gesundheit, Wohlergehen, Schönheit und Unversehrtheit. Wir möchten dem entsprechen, was wir und andere in uns sehen wollen. Wir versuchen, Krankheit, Verletzung, Hunger, Not und Leiden zu vermeiden. Der Buddhismus macht als Hauptursache für unser Leiden die Trennmauern verantwortlich, die wir zwischen uns und in uns errichten. Der Weg zum buddhistischen Mitgefühl besteht darin, sich unserer natürlichen Verbundenheit und der Willkür unserer Trennungslinien bewusst zu werden.

Mitgefühl bedeutet die Fähigkeit, mit sich und anderen in Verbindung zu sein. Wir fühlen uns in Kontakt mit uns selbst und mit anderen. Viele spirituelle Traditionen scheinen Mitgefühl zunächst als eine eher „geistige" Qualität zu entwickeln. Dabei liegen dessen körperliche Dimensionen unmittelbar in uns. Mitgefühl berührt uns. Es wird uns weich und warm ums Herz. Unser Groll schmilzt. Unser Panzer löst sich auf. Der Kampf unseres Ichs hat ein Ende (Boldt 2001, S. 123ff.).

Beim „KörperMitGefühl" beginnen wir mit dem konkreten, körperlich spürbaren Resultat, das mit ihm verbunden ist. Wir erwerben Mitgefühl als ein Vermögen und erleben es als ein Potential unseres Körpers. Die geistigen und mentalen Aspekte fruchten auf dem Boden der körperlichen Praxis. Fast alle Bewegungslehren, von Qi Gong über Yoga und die Kampfkünste bis hin zum Leistungssport, schulen zunächst den Körper. Am Ende gilt es dann, das körperliche Vermögen durch geistige Praktiken, zu vervollkommnen. So spielt auch im Leistungssport das mentale Training eine immer wichtigere Rolle.

Am Anfang einer Übungspraxis steht meist ein Versprechen, das uns anzieht, das uns motiviert und das unsere Absichten leitet. Heilungs- und Heilsversprechen waren in den abendländischen Religionen lange Zeit auf ein Jenseits oder auf die „Ewigkeit" ausgerichtet. Heute müssen solche Versprechen, um attraktiv zu sein, als bereits im Diesseits einlösbar präsentiert werden. Wünsche, Hoffnungen, Ängste und Befürchtungen sind der Treibstoff, der uns, unsere Maschinerien und unsere Wirtschaft am Laufen hält. Darüber sind wir alle verbunden: Wir wollen dem Mangel entfliehen und unseren Idealen näher kommen. Wir leben in einer „biokulturellen Matrix", die durch unsere Gefühle zusammengehalten wird (Hosang et. al. 2005, S. 29ff.).

Sie können in diesem Buch einige Vorschläge finden, die unser Bedürfnis nach Heilung und Schönheit ansprechen. Die Ursachen von sehr vielen gesundheitlichen Störungen und körperlichen Unannehmlichkeiten liegen, wie uns die medizinische Forschung immer deutlicher zeigt, im Bindegewebe. Es gibt sehr viele Hinweise auf das große Selbstheilungspotential des „sich selbst erschaffenden Bindegewebes" (Schlage 2012, S. 9). Wir befinden uns erst am Anfang der Entdeckung dessen, was alles in uns steckt. Da mag die „Kunst der inneren Berührung" viele Erwartungen wecken und manche Hoffnungen schüren.

- Vielleicht lassen sich durch die Meisterung der Schlangenkraft, wie wir sie am Ende des Buches beschreiben, die Gesichtsfalten nachhaltig glätten. Es ist einfach, die Gesichtsmuskelübungen, wie sie dazu in vielen Ratgebern (z.B. Cantieni 2003) vorgeschlagen werden, nur als innere Bewegungen auszuführen.
- Vielleicht gelingt es, durch die Steigerung der Blutzufuhr Orangenhaut zu straffen, Überbeine zurückbilden und verschlissenes Gewebe zu regenerieren.
- Haben wir vielleicht endlich den Schlüssel zur ewigen Jugend, den Stein der Weisen und des Pudels Kern entdeckt?

Solche Hoffnungen, ob erfüllbar oder nicht, setzen voraus, dass wir unseren Körper als etwas von uns Getrenntes „behandeln", das wir pflegen, trainieren und gegebenenfalls reparieren müssen. „KörperMitGefühl" ist dagegen, wie wir gesehen haben, Teil einer Erfahrungsdimension, die über den wollenden, wünschenden und wissenden Umgang mit dem Körper hinausgeht. Wir betreten sie immer dann, wenn sich die Trennung von „Ich und Körper" und die Trennung von „Ich und Du" in einer intensiven körperlichen Erfahrung aufheben. Diese Erfahrung können wir unter anderem überall machen, wo wir mit Aufmerksamkeit, Achtsamkeit, Konzentration, Liebe, Freude und Begeisterung in einer Tätigkeit „aufgehen" (vgl. Schnack 2012, S. 131ff.)

Unsere Gesichtsfalten geben uns ein sehr gutes Beispiel für den Unterschied, der hier den Unterschied ausmacht.

Wer hätte nicht gerne wieder die glatte Gesichtshaut eines Teenagers? Mit der *intendons*-Schlangenkraft können Sie jedes Ihrer Fältchen direkt ansprechen und Ihre Gesichtshaut zielgenau zum Pulsieren bringen. Sie können spüren, wie die Region warm und besser durchblutet wird.

Auf dem Weg, die „Kunst der Berührung" bis zu diesem Grad zu entwickeln, wird sich auch Ihr Gefühl für die emotionalen Dimensionen Ihres Gesichts verfeinern. Sie werden unweigerlich den vielfältigen Emotionen begegnen, die Ihr Gesicht geformt und geprägt haben. Um die Schlangenkraft zu kultivieren, müssen Sie dazu bereit sein, Ihre „Gefühle zu meistern" (Boldt 2001, S. 154ff.).

> Wie reagieren Sie, wenn sich Ihre „Frustrationsfalte" nicht gemäß Ihren Erwartungen verhält? Was, wenn die Zornesfalten Ihre Bemühungen offensichtlich ignorieren? Was, wenn die Trauerfalten entgegen der gut gemeinten Spielangebote sich täglich tiefer einzugraben scheinen?

Gefühle gehorchen eigenen Regeln. Sie sind maßlos, benötigen keinen Anlass und sie haben einen doppelten Boden (Baer et. al. 2011, S. 120ff.). Wir können frustriert sein über unsere Frustration, zornig auf unseren Zorn und traurig über unsere Trauer. Das Gefühl bleibt, es wechselt nur den Anlass oder den Gegenstand, an den es sich „anhaftet". Die tieferen Gefühlsschichten sind schwieriger zu ertragen als die an der Oberfläche.

Für die „Einfaltungen" und „Einfurchungen" in Ihrer emotionalen Landschaft spielt nur das Gefühl eine Rolle, nicht worauf es sich richtet. Gefühle gehen tiefer, als wir wahrhaben wollen. Wir treiben einen hohen Aufwand, um unsere Gefühle nicht fühlen zu müssen. Eine wirkungsvolle Strategie, um Gefühle zu meiden, ist Ignoranz (Marin 2006, S. 23, eigene Übersetzung):

> „Ignorante Menschen ignorieren ihre Ignoranz. Deshalb wissen Sie nicht, wie viel mehr sie wissen würden und wie viel besser sie ohne ihr Leiden an der Ignoranz fühlen könnten. Noch schlimmer:

die Ignoranz gegenüber der Ignoranz bringt ignorante Menschen dazu, zu glauben, dass sie alles wüssten."

Unter den tief „eingefalteten" Gefühlen sind schließlich auch diejenigen, die Sie überhaupt erst zu dem Wunsch nach einem jugendlichen Aussehen veranlassen.

- Was ist Ihre tiefste Motivation für das Begehren nach einer glatten Gesichtshaut? Finden Sie sich hässlich? Nicht gut genug? Haben Sie Angst vor Ablehnung? Fürchten Sie sich vor Alter, Abhängigkeit, Verfall und Tod? Woher kommen die Wut, der Groll und die Sorgen, die sich in den Falten widerspiegeln? Wie ging das Leuchten in Ihren Augen verloren?

Wie endet die Geschichte?

- Sie sind am Abend mit dem stolzen Gefühl zu Bett gegangen, endlich alle Falten geglättet zu haben. Am nächsten Morgen erwachen Sie mit einer tiefen Stolzesfalte auf der Stirn ... Tiefer, als alle Stolzesfalten, die Ihnen je begegnet waren! Sie gehen zurück auf Los.

Der Buddhismus sieht unseren wichtigsten Entwicklungsschritt darin, zu erkennen, dass wir niemals die sind, für die wir uns halten.

27. Wer nichts fühlen kann, soll (auf)hören...

Die „Kunst der inneren Berührung" ist die Fähigkeit, das Gewebe immer feiner, immer umfassender und immer genauer zu aktivieren. Das Gewebe reagiert immer feiner, umfassender und genauer, je besser wir wahrnehmen, wo der Fluss gestört und die Durchlässigkeit eingeschränkt ist. Dabei können wir mitunter große Unterschiede entdecken.

Wir alle haben blinde Flecken. Ein blinder Fleck ist das, was alle sehen können, nur wir selbst nicht. Wir können es einfach nicht fühlen, dass es eine Stelle gibt, die wir nicht fühlen. Unsere Übungspartner finden unsere blinden Flecken dagegen meist mit traumwandlerischer Sicherheit.

Es liegt zum Beispiel nahe, den Umfang und die Feinheit des Fühlens zu Bewertungsmaßstäben für die Qualität oder das Ergebnis der Übungen zu erheben. Schon sind wir an einem typischen blinden Fleck gelandet. Je mehr wir unser Fühlen bewerten, desto weniger können wir tatsächlich fühlen. Ganz sicher verbauen wir uns durch den Wunsch nach Bewertung den Weg dazu, dem Motiv, das hinter diesem Wunsch steckt, näher zu kommen. Am Ende werden wir schließlich unseren Bewertungswunsch als solchen, als negativ bewerten. Wir sind am doppelten Boden des Gefühls und in einer Endlosschleife der Bewertung angelangt. Was hinter dem Wunsch nach Bewertung steckt, liegt, von hier aus gesehen, außerhalb des Sichtfelds.

Unsere Übungspartnerin kann uns aus dem Teufelskreis helfen. Sie kann die gemeinsame Aufmerksamkeit darauf richten, wo und wie sich die negative Selbstbewertung körperlich bemerkbar macht. Dazu müssen wir beide in unsere Körper hineinhören.

Übrigens wird die Befürchtung, zu wenig, nicht richtig oder nicht das Richtige zu fühlen, ebenso häufig von den Übungspartnern geäußert wie von den Übenden. Der Druck, ein „guter" Übungspartner zu sein, ist sogar eher noch höher als der, einen „guten" Übenden abzugeben. Beide haben das Bedürfnis gemeinsam, ihre jeweiligen Rollen möglichst ideal zu erfüllen.

Die Verbindung zu sich selbst baut sich über die Verbindung zu anderen auf. Die wichtigste Voraussetzung dafür, dass wir unseren Gefühlen begegnen können, ist Sicherheit. Wir müssen uns in der Situation geborgen und beim Übungspartner sicher aufgehoben fühlen. Das Gefühl der Sicherheit hat viele Aspekte. Sicherheit entsteht aus Vertrauen zu sich selbst und zu anderen (Marin 2006, S. 161f.; eigene Übersetzung):

> „Kein Maß an verbaler Erklärung kann die Information ersetzen, die durch den energetischen Kontakt entsteht. Der Klient muss geradezu in das Informationsfeld des Praktizierenden eingetaucht und eingehüllt werden. Aus diesem Grund muss sich das Umfeld vollständig sicher anfühlen und die Beziehung zwischen Praktizierendem und Klienten muss extrem klar sein. Nur dann kann der Geist des Klienten zur Ruhe kommen. Nur so kann sie oder er sich entspannen und den Emotionen erlauben, sich zu zeigen."

Wenn keine Resonanz zwischen den Übenden und den Übungspartnern zustande kommt, bedarf das weder einer Erklärung noch einer Rechtfertigung. Dies ist kein Makel. Ein Makel ist es hingegen, die fehlende Resonanz nicht zu bemerken oder sie zu ignorieren. Es gibt viele gute Gründe, dafür, dass wir uns so fühlen, wie wir uns fühlen. Wir sollten auf alle Gefühle hören, die uns signalisieren, dass etwas nicht stimmt oder nicht stimmig ist.

Wenn während der Übungen das Gefühl auftritt, nichts oder zu wenig zu fühlen, hören Sie mit dem auf, was Sie gerade tun. Machen Sie etwas anderes! Finden Sie etwas, was sich stimmig, interessant und leicht anfühlt.

Es ist sehr wahrscheinlich, dass zu den ersten Gefühlen, die Ihnen auf dem Weg zum „KörperMitGefühl" begegnen, auch Frustration, Unsicherheit oder Ärger gehören. Sie sind in unseren emotionalen Landschaften in mannigfaltigen Variationen leicht zu entdecken. Auch diese Gefühle haben einen doppelten Boden. Der Wunsch nach schnellen Anfangserfolgen ist eine emotionale Strategie, nicht mit den Frustrationen des Scheiterns konfrontiert zu werden, die jedes Lernen mit sich bringt. Zu schneller Anfangserfolg wird deshalb für die Übenden leicht zu einer Falle. Er verführt uns dazu, auch schnell wieder aufzuhören, wenn wir nicht mehr durch sofortiges Gelingen belohnt werden. Die Angst vor der Frustration ist zu groß. Nachhaltiger Erfolg stellt sich ein, wenn man sich nicht allzu sehr von Erfolgserlebnissen abhängig macht und auch im Scheitern immer besser wird.

Seien Sie auf folgende Schwierigkeiten vorbereitet.

- **Raucher** machen oft die Erfahrung, dass Aktivierungen, die von den oberen Extremitäten ausgehen, nicht in der Körpermitte ankommen. Das Zwerchfell benötigt etwas Zeit, um die dafür notwendige Durchlässigkeit zurückzugewinnen. Lassen Sie sich nicht entmutigen. Finden Sie heraus, mit welchen Übungen Sie die Körpermitte am besten erreichen.
- **Nicht gelebte Händigkeit, Äugigkeit, Ohrigkeit...** Bei fast allen Menschen gibt es sehr große Unterschiede in der Durchlässig-

keit der beiden Körperhälften. Machen Sie sich die Unterschiede zwischen der linken und der rechten Seite bewusst. Üben Sie gleichermaßen auf beiden Seiten. Wenn die Unterschiede sehr stark ausfallen, lassen Sie mögliche Ursachen prüfen. Die Unterschiede könnten unter anderem auch mit nicht gelebter Händigkeit, Äugigkeit, Ohrigkeit oder Drehigkeit zusammenhängen (vgl. dazu Mühlhäuser et al. 2011, S. 79 und S. 87).

- **Stark an Leistung orientierte Sportler** werden leicht zum Opfer ihrer Ambition. Wenn der Körper auf kurze Schaltwege programmiert und fast ausschließlich im Stressmodus zwischen Angriff und Verteidigung gesteuert wird, sollte zunächst vor allem die Entspannungsphase vertieft werden.

- **Traumata** ... Jede Operation, jeder Unfall und jede Verletzung hinterlassen körperliche und seelische Spuren. Ihr Körper verfügt über die Intelligenz, Sie nur das spüren zu lassen, was Sie verkraften können. Seien Sie behutsam und geduldig mit sich und mit Ihren Verwundungen. Die Erfahrung der Selbstwirksamkeit wird Ihnen dabei helfen, das richtige Maß für sich zu finden. Dann können Sie selbst wieder heilen, was andere Ihnen zugefügt haben.

"Die Kunst des Aufhörens" (Gronemeyer 2009) erfordert wie jede Kunst Talent, Übung, Beharrlichkeit, Inspiration und Resonanz.

Egal, welchen Weg wir gehen, wir werden nicht aufhören zu fühlen. Hören wir auf, Gefühle durch Denken lösen zu wollen. Seien wir lieber offen und mitfühlend zu uns selbst (Marin 2006, S. XIX, eigene Übersetzung):

- „Heilung braucht keine Intelligenz. Um zu heilen, brauchen wir nicht intelligent zu sein, wir müssen nicht gut sein und wir brauchen es nicht zu verdienen. Heilung ist reine Gnade. Um zu heilen, brauchen wir Ehrlichkeit. Wir müssen gegenüber uns selbst wahrhaftig sein. Wir müssen dazu fähig sein, uns einzugestehen, dass wir

Gefühle haben, von denen wir wünschten, sie nicht zu haben. Wir müssen diese Gefühle besitzen, damit wir über sie hinauswachsen und so zu menschlichen Wesen heranreifen können."

28. Nice to have (Lendenstückchen)

Bevor wir uns im nächsten Kapitel noch einmal der Schlangenkraft zuwenden, möchten wir eine Übungsfolge vorstellen, die das bisherige Programm anregend abrundet. Wie im Titel angedeutet zielt die Übung auf eine Region, die für zahlreiche Menschen mit gemischten Gefühlen und chronischen Spannungszuständen verbunden ist: unsere Lenden.

An der Bewegung und der Beweglichkeit unserer Hüfte sind unterschiedlichste Gewebe beteiligt. Der größte Muskel ist der so genannte „große Hüftbeuger" – für Lateiner der „Psoas major", für Fleischesser das „Lendenstück". Sie können den mächtigen Muskel und die daran ansetzenden Sehnen und Faszien sehr gut bei der Übung „Zu faul zum Umdrehen" spüren.

Wenn Sie in Rückenlage den Drehimpuls an der Hüfte ansetzen, hebt sich der Psoas in Richtung Bauchdecke und bewegt dadurch auch das jeweilige Ende des Dickdarms. Auch mit der Absicht, ein Knie diagonal in Richtung der gegenüberliegenden Schulter zu bewegen, aktivieren Sie unwillkürlich auch den Hüftbeuger.

Wir nutzen die Absicht zur Drehung des Beines im Hüftgelenk als Schlüssel zur Tiefenentspannung des Gewebes. Die Unterstützung durch einen Übungspartner ist hilfreich, aber nicht zwingend notwendig. Sie können auch gegen den Widerstand eines Kissens oder der Bettdecke arbeiten.

- Sie liegen auf dem Rücken. Drehen Sie zunächst bei locker gestreckten Beinen beide große Zehen aufeinander zu. Die Drehung kommt aus der Hüfte. Reduzieren Sie die äußere Bewegung, bis der Impuls zur Bewegung deutlich vom unteren Rücken ausgeht. Reduzieren Sie weiter, bis nur noch dieser Impuls übrig bleibt.

- Wechseln Sie von der Drehung nach innen zur Drehung nach außen.
- Wechseln Sie in fließendem Rhythmus zwischen Innen- und Außenrotation.
- Ziehen Sie während des Drehens das Bein locker gestreckt in die Hüfte. Reduzieren Sie die äußere Bewegung auf ein Minimum. Es entsteht eine spiralige innere Bewegung. Verstärken Sie mit jedem Loslassen die Entspannung.
- Wechseln Sie zur entgegengesetzten Bewegungsrichtung. Drücken Sie während des Drehens das locker gestreckte Bein aus der Hüfte. Wechseln Sie zwischen beiden inneren Bewegungen.
- Finden Sie einen Rhythmus, der Sie tief bewegt.

29. Die Schlangenkraft genießen

In den beiden bisherigen Kapiteln zur „Schlangenkraft" haben wir beschrieben, wie die selbstwirksame Aktivierung durch Impulse der Zunge unterstützt und verfeinert werden kann. Der erste Schritt bestand darin, das Tupfen aus der Körpermitte mit dem Tupfen der Zunge zu kombinieren. Nun wollen wir die zielgenaue Aktivierung auf den ganzen Körper ausdehnen. Sie können über die Aktivierung der Zunge beliebige Ziele im Körperinneren wie zum Beispiel den Rückenmarkkanal oder Gelenkzwischenräume ansteuern. Ein Übungspartner kann die Hand jeweils auf die Zielregionen legen, Sie durch Resonanz unterstützen und Sie zu Ihren blinden Flecken führen.

- Beginnen Sie mit einem Punkt oder einem Bereich im Körper, den Sie gut ansteuern konnten. Aktivieren Sie diesen Bereich über die Knie oder über die Ellbogen. Entwickeln Sie nun die Absicht, zusätzlich die Stelle mit Ihrer Zungenspitze zu tupfen oder zu streichen. Spüren Sie eine Resonanz zwischen der Aktivierung in der Zunge und einer inneren Bewegung in der Zielregion?

- Suchen Sie sich einen interessanten Punkt, mit dem Sie bisher nicht gearbeitet haben. Es spielt keine Rolle, ob dieser an der Körperoberfläche oder im Körperinneren liegt. Entwickeln Sie die Absicht, genau diesen Punkt mit der Zungenspitze zu tupfen und zu streichen. Aktivieren Sie das Muster, mit dem Sie eine Kreisbewegung der Zungenspitze um den Zielpunkt in Gang setzen würden. Folgen Sie der Resonanz der Aktivierung von der Zunge bis zur Zielregion durch den gesamten Körper.

- Teilen Sie in Ihrer Vorstellung die beiden Zungenflügel. Suchen Sie sich zwei Zielpunkte, die symmetrisch zueinander liegen. Aktivieren Sie mit den beiden Zungenflügelspitzen synchron und symmetrisch die beiden Punkte. Unsere Favoriten für diese Übung sind die beiden Trommelfelle, die Augäpfel, die Knie und die Nieren.

- Wählen Sie ein Organ, das Sie sich gut vorstellen können und dessen Lage Sie kennen (Leber, Herz, Niere, Dickdarm). Tupfen Sie das Organ mit der Zunge. Streichen Sie das Organ von außen und von innen. Wenn Ihre Zunge eine Pinselspitze wäre, wie fein, dick, weich oder hart müsste diese sein, damit sich die innere Berührung optimal anfühlen würde?

- Aktivieren Sie die Zunge so, als wollten Sie mit der inneren Bewegung Ihre Stirnfalten tupfen, streichen und glätten.

- Wählen Sie ein Gelenk. Bringen Sie Ihre Zunge in der Vorstellung in das Innere des Gelenks. Tupfen und streichen Sie durch das Gelenk.

Sie sind vollkommen frei, jede Stelle in Ihrem Körper zu besuchen. Lassen Sie sich von Ihrer Neugier und Ihrer Intuition leiten. Benutzen Sie Ihre Zunge wie einen Taststock oder wie eine Taschenlampe. Ihre Selbstwirksamkeit bringt auch Licht in Ihre emotionale Landschaft. Sie werden sich immer besser in ihr zurechtfinden.

- Wenn Sie möchten, kombinieren Sie die Übung mit anderen Techniken. Wenn Sie zum Beispiel gelernt haben, Ihre Organe durch bestimmte Farben oder Laute zu stärken, tupfen Sie während den entsprechenden Übungen zusätzlich mit Ihrer Zunge.

- Unternehmen Sie eine Körperreise mit Ihrer Zungenspitze. Aktivieren Sie Ihre Energiezentren oder Chakren mit der Zunge. Teilen Sie Ihre Zungenspitze in mehrere Einzelspitzen. Aktivieren Sie mehrere Zentren gleichzeitig. Spielen Sie mit verschiedenen Aktivierungsqualitäten.

Die *intendons*-Schlangenkraft mag Sie schließlich auch zu solchen Erfahrungen führen, die in die im Yoga mit der

„Schlangenkraft" in Verbindung gebracht werden. Ein Beispiel dafür ist die Lenkung der Sexualenergie, wie sie in der „inneren Alchemie" oder im „Tantra" gelehrt wird:

- Kombinieren Sie bei nächster Gelegenheit einen sexuellen Höhepunkt mit der Aktivierung der Leber. Tupfen oder streichen Sie mit der Zunge in der Leber. Streichen Sie mit der Zunge vom Sexualbereich durch den Bauch in Richtung Leber. Lassen Sie auch andere Organe und Körperregionen auf diese Weise an Ihrer Sexualität teilhaben.
- Indem Sie vom Damm die Wirbelsäule nach oben bis zu Ihrer Schädeldecke tupfen und streichen, ebnen Sie den Weg zu einem „Ganzkörperorgasmus".
- Scheinen Ihnen diese Ziele interessant und erstrebenswert?

Weder das Tantra noch das Dao lehren ihre Praktiken als Selbstzweck. Sie möchten die Menschen in ihrem Reifeprozess unterstützen. Auch die Lenkung der Sexualkraft dient der spirituellen Entwicklung des Menschen.

Auf dieser Stufe der „Kunst der inneren Berührung" angelangt, können Sie alle Leitern zur Seite stellen, auf denen wir Sie bis hierher haben emporklettern lassen. Ellbogen, Knie, Zunge, Nase, der Schweif und letztlich auch die Arbeit mit einem Partner sind nur Hilfsmittel, um Ihnen auf dem Weg zum „KörperMitGefühl" Orientierung und Sicherheit zu geben.

Die *intendons*-Schlangenkraft ist ebenfalls nur eine weitere, sehr feine und präzise Orientierungshilfe. Sie können das Gewebe auch ohne das Tupfen mit der Zunge direkt aus sich heraus aktivieren. Gerade weil der gesamte Faszienschwarm das Tupfen und Streichen an der einzelnen

Stelle hervorbringt, können Sie jede beliebige Stelle so gut und einfach erreichen.

Bei „Die Kunst der inneren Berührung" stupsen wir einzelne Fische an und lösen damit eine durchgehende Bewegung des ganzen Schwarms aus. Die Zungenspitze ist wie der Lichtstrahl der genau auf diesen Fisch fällt und ihn dadurch besonders zum Glänzen bringt.

Ihr Schweif und Ihre Nasenspitze können die Rolle der Zunge übernehmen oder diese unterstützen. Sie werden bemerken, dass dann auch jeweils ihre Augen stark an der inneren Bewegung beteiligt sind. Nutzen Sie alle Möglichkeiten zur weiteren Verfeinerung. Zunge und Augen sind unter anderem deshalb sehr gut zur Vertiefung des „KörperMitGefühls" geeignet, weil sie in unmittelbarer Wechselwirkung mit dem Vagus-Nerv stehen (Schnack 2012, S. 54f.):

> „Aktiviert man […] in diesem Zusammenhang die Augen, die Zunge oder den Kehlkopf in besonderer Weise, wird dadurch gleichzeitig eine Tiefenentspannung des Herzens, der Lunge, des gesamten Bauchraumes sowie in der Muskel-Sehnenkette ausgelöst. Es findet also eine komplexe Signalübertragung auf einer Nervenbahn statt, in die die totale Tiefenentspannung mit eingeschlossen ist."

30. Aufhören mit dem Anfang

Am Ende wollen wir noch einmal auf den Übungsvorschlag zurückkommen, mit dem wir dieses Buch begonnen haben. Wir hatten Ihnen empfohlen, Ihren Partner an den Schultern zu fassen und aus Ihrem Bindegewebe heraus abwechselnd Druck und Zug zu aktivieren. Sie spielen hier noch eher einen aktiven Part.

Diese Übung kann man als eine Art Ritual zu Beginn und am Ende einer gemeinsamen Übungseinheit wiederholen. Variieren Sie die Übung dabei so, dass beide Übungspartner abwechseln aktiv und passiv sind.

- Führen Sie zunächst die Übung wie zu Beginn durch. Fassen Sie sich jetzt allerdings gegenseitig an den Schultern. Halten Sie Blickkontakt. Ein Partner beginnt mit einer Aktivierung. Der zweite Partner erwidert die Aktivierung. Lassen Sie einen gemeinsamen inneren Tanz entstehen.

Der aktive Partner kann wie bei einem freien, improvisierten Tanz jede beliebige innere Bewegung ausführen. Alle im Buch vorgeschlagenen Aktivierungsmuster lassen sich auch im Stehen anstoßen. Versuchen Sie es schließlich auch mit dem „Inneren Räkeln" (vgl. Xander 2011, S. 122ff.)

- Nutzen Sie das spielerische Moment und die Resonanz. Spüren Sie, wie zwei Faszienschwärme zu einem Faszienschwarm verschmelzen und sich wieder trennen.

- Ein möglicher Abschluss besteht darin, dass die Partner ihre Hände von den Schultern lösen und ihre Handflächen vor der Brust auf die Handflächen des Partners legen. Aktivieren Sie nun wie zuvor Druck und Zug aus Ihren Faszien. Halten Sie den Unterkiefer, die Zunge und die Augen entspannt. Nutzen Sie den ganzen Körper.

Aktivieren Sie synchron unterstützende innere Bewegungen der Knie und der Füße.

Das Ritual zielt darauf, die Wahrnehmung der Partner auf das gemeinsame innere Schwingen und Pulsieren zu richten. Es soll die Motivation fördern, das Gelernte in den Alltag mitzunehmen, dort ab und zu innezuhalten und innerlich zu werden.

Die „Kunst der inneren Berührung" führt uns in die heilsamen und heilenden Dimensionen der körperlichen Verbindung. Gleichzeitig zeigt sie uns, dass wir selbst dafür verantwortlich sind, wie wir diese Verbindungen eingehen und gestalten. Je weniger wir tun und je mehr wir uns auf das gemeinsame Spiel und den Tanz einlassen, desto größer wird der gemeinsame Nutzen. Verneigen wir uns vor unseren Partnerinnen und vor uns selbst.

Wir sind das Wunder des Lebens.

Literatur und Quellen

Baer, Udo / Frick-Baer, Gabrielle: Das ABC der Gefühle. 3. Auflage, Weinheim und Basel 2011.

Beuckels, Jean Marie: Integrative Ansätze der Osteopathie aus faszialer Sicht, in: Liem, Torsten / Schleupen, Andrea / Altmeyer, Peter / René Zweedijk (Hrsg.): Osteopathische Behandlung von Kindern, Stuttgart 2012, S. 397-412.

Bödicker, Martin: Warum das „Fühlen" im Tai Chi Chuan „Hören" heißt, in: Forum für traditionelles Wu Tai Chi Chuan - Tai Chi Center, Bilk 2007 [Quelle 30.01.2013: http://www.kampfkunst-board.info/forum/f52/f-hlen-tai-chi-chuan-h-ren-hei-t-64374/].

Boldt, Laurence G.: Das Tao der Fülle. Vom Reichtum, der uns glücklich macht, Sulzberg 2001.

Braden, Gregg: Im Einklang mit der göttlichen Matrix, 8. Auflage, Burgrain 2010.

Brucker, Karin: Die Urkraft Kundalini, München 2010.

Cantieni, Benita: Faceforming. Das Anti-Falten-Programm für Ihr Gesicht, 8. Auflage, München 2003.

Chia, Mantak: Tao Yoga der inneren Alchemie, 8. Auflage, München 2006.

Gronemeyer, Marianne: Genug ist genug. Über die Kunst des Aufhörens, Darmstadt 2009.

Hammer, Leon: Psychologie & Chinesische Medizin, 5. Auflage, Oy-Mittelberg 2011.

Hosang, Maik / Fraenzle, Stefan / Markert, Bernd: Die emotionale Matrix. Grundlagen für gesellschaftlichen Wandel und nachhaltige Evolution, München 2005.

Koch, Andreas: Selbstevolution. Die Antwort auf eine globale Herausforderung, Ingelheim 2012.

Lehrhaupt, Linda Myoki: Stille in Bewegung: Tai Chi und Qi Gong, 2. Auflage, Berlin 2002.

Lown, Bernhard: Die verlorene Kunst des Heilens. Anleitung zum Umdenken, Frankfurt 2004.

Marin, Gilles: Five Elements, Six Conditions. A Taoist Approach to Emotional Healing, Psychology, and Internal Alchemy, Berkeley 2006.

Matsumoto, Kiiko / Birch, Stephen: Hara Diagnosis. Reflections on the Sea, Brookline 1988.

Miller, Peter: Die Intelligenz des Schwarms, Frankfurt 2010.

Minasny, Budiman: Understanding the Process of Fascial Unwinding, in: International Journal of Therapeutic Massage and Bodywork, Volume 2, Number 3, September, 2009, S. 10-17.

Mühlhäuser, Jessica / Mühlhäuser, Silvia / v. Rolbeck, Hanns: Nicht gelebte Linkshändigkeit – nicht genutzte Potentiale, Tübingen 2011.

Myers, Thomas W.: Anatomy Trains. Myofasziale Leitbahnen für Manual- und Bewegungstherapeuten, 2. Auflage, München 2010.

Pallardy, Pierre: Bauchgefühl, München 2008.

Randoll, U.G. / McCutcheon, R. / Hennig,f.F.: Matrix-Rhythmus-Therapie und der osteopathische Ansatz, in: Osteopathische Medizin, 7. Jahrg., Heft 1/2006, S. 28–34.

Schlage, Bernhard: Die Lust an der Berührung. Welche Rolle Sex und Zucker für die Wirksamkeit körperpsychotherapeutischer Verfahren haben oder Ein Beitrag zum biochemischen Verständnis der strukturellen Wirkungen von Körperpsychotherapie / Was ist eigentlich Thixotropie?, privates Manuskript, mit freundlicher Genehmigung des Autors, Hannover 2012 (Quelle: http://www.bernhardschlage.de/heilkundliche-publikationen.html)

Schleip, Robert: Faszien und Nervensystem, in: Zeitschrift Osteopathische Medizin, (1) 2003, S. 20-28.

Schleip, Robert: Die Bedeutung der Faszien in der manuellen Therapie, in: Deutsche Zeitschrift für Osteopathie, (1) 2004, S. 10-15.

Schnack, Gerd: Der Große Ruhe-Nerv – 7 Sofort-Hilfen gegen Stress und Burnout, Freiburg 2012.

Speece, Conrad A. / Crow, William Thomas / Simmons, Steven L.: Osteopathische Körpertechniken nach W.G. Sutherland, Stuttgart 2003.

Stern, Reto: Chinesische Strategeme, Norderstedt 2010.

Wühr, Erich: Kraniofaziale Orthopädie. Ein interdisziplinäres Konzept zur Diagnostik und Therapie von Patienten mit Muskel- und Gelenkschmerzen innerhalb und außerhalb des kraniomandibulären Systems, Bad Kötzting 2008.

Xander, Harald: Sensationen in den Sehnen … mit *intendons*, Zornheim 2011.

Zheng, Lisha et al.: Fluid shear stress regulates metalloproteinase-1 and 2 in human periodontal ligament cells: Involvement of extracellular signal-regulated kinase (ERK) and P38 signaling pathways, in: Journal of Biomechanics, Volume 45, Issue 14 , Pages 2368-2375, 21 September 2012.

Inhalt